版权声明

The Patient and The Analyst: The Basis of The Psychoanalytic Process (Second Edition) by Joseph Sandler, Christopher Dare, Alex Holder

Copyright ©1992 by J. Sandler

Authorized translation from the English language edition published by Routledge, a member of the Taylor & Francis Group, LLC.

All rights reserved. No part of this book may be reprinted or reproduced or utilised in any form or by any electronic, mechanical, or other means, now known or hereafter invented, including photocopying and recording, or in any information storage or retrieval system, without permission in writing from the publishers.

Copies of this book sold without a Taylor & Francis sticker on the cover are unauthorized and illegal.

本书原版由Taylor & Francis出版集团旗下Routledge出版公司出版,并经其授权翻译出版。

本书封面贴有Taylor & Francis公司防伪标签,无标签者不得销售。

The Patient and The Analyst
The Basis of The Psychoanalytic Process (Second Edition)

病人与精神分析师

［英］Joseph Sandler, Christopher Dare, Alex Holder 著

［英］Joseph Sandler
［德］Anna Ursula Dreher 修订

施琪嘉 曾奇峰 肖泽萍 等译

中国轻工业出版社

图书在版编目（CIP）数据

病人与精神分析师／（英）桑德勒（Sandler, J.）等著；施琪嘉等译. —北京：中国轻工业出版社，2011.2
（2023.1重印）

ISBN 978-7-5019-7912-7

Ⅰ.①病… Ⅱ.①桑… ②施… Ⅲ.①精神疗法
Ⅳ.①R749.055

中国版本图书馆CIP数据核字（2010）第215545号

保留所有权利。非经中国轻工业出版社"万千心理"书面授权，任何人不得以任何方式（包括但不限于电子、机械、手工或其他尚未被发明或应用的技术手段）复印、拍照、扫描、录音、朗读、存储、发表本书中任何部分或本书全部内容，以及其他附带的所有资料（包括但不限于光盘、音频、视频等）。中国轻工业出版社"万千心理"未授权任何机构提供源自本书内容的电子文件阅览、收听或下载服务。如有此类非法行为，查实必究。

总 策 划：石　铁
策划编辑：戴　婕　　责任终审：杜文勇　　责任校对：万　众
责任编辑：戴　婕　　责任监印：刘志颖

出版发行：中国轻工业出版社（北京东长安街6号，邮编：100740）
印　　刷：三河市鑫金马印装有限公司
经　　销：各地新华书店
版　　次：2023年1月第1版第4次印刷
开　　本：720×1000　1/16　印张：15
字　　数：118千字
书　　号：ISBN 978-7-5019-7912-7　　定价：28.00元
读者热线：010-65181109，65262933
发行电话：010-85119832　传真：010-85113293
网　　址：http://www.chlip.com.cn　http://www.wqedu.com
电子信箱：1012305542@qq.com
如发现图书残缺请与我社联系调换
101338J6X101ZYW

The Patient and The Analyst
The Basis of The Psychoanalytic Process (Second Edition)

病人与精神分析师

［英］Joseph Sandler, Christopher Dare, Alex Holder 著
［英］Joseph Sandler
［德］Anna Ursula Dreher 修订

施琪嘉　曾奇峰　肖泽萍
邬晓燕　江瑞芳　余　萍　赵莹莹 译

中国轻工业出版社

新版译序

识人而知己，知己而达人

精神分析运动由奥地利精神病学家弗洛伊德发起，已经走过了110多年的历史。从1929年章士钊*弗洛伊德写信询问有关精神分析名词翻译的问题，并向他发出来华讲学的邀请，到2010年10月23日中国精神分析协会宣布正式成立，已有81年的跨度。此间，精神分析经历了不同的分裂阶段，这种分裂首先是从内部开始的，从弗洛伊德经典精神分析到由他的亲密学生荣格发展出分析性心理治疗、安娜·弗洛伊德发展出自我心理学、汉赫·科胡特发展出自体心理学、克莱因发展出儿童精神分析理论、沙利文和霍妮发展出人际交往心理治疗，所有这些人都承认，弗洛伊德所建立的基本精神分析的框架、"驱力理论、地形学说、俄狄浦斯三角"等概念是基础。在这个过程中，还有一些理论，在开始看似与精神分析无关，比如，约翰·博比（John Bowlby）从猴子实验中发展出来的亲附理论，最初甚至是被许多精神分析师所排斥，通过同行的扩展，如加拿大心理学家安斯沃斯（Ainsworth）发展出的陌生人情景实验，最终成为能够完美理解和诠释客体关系的亲附理论。在后弗洛伊德时代，亲附理论的出现可以说是起了承上启下的作用。往前，向早期追溯，它可以从移情和反移情的观点去理解为什么病人会在治疗师那里以重复、刻板的模式来呈现关系；往后，从现在向将来展望，治疗师聚焦于此时此地资源取向的态度，提供了病人重新心智

---

* 章士钊，1881年生，湖南长沙人。高级民主人士、学者、作家、教育家和政治活动家。——译者注

化的机会。

　　精神分析从开始起，就存在着非议，其主要的论点是，第一，费时长（每周4～5次的分析性治疗）；第二，疗效无法获得科学性的证实；第三，要成为达到IPA（International Psychoanalytic Association, IPA）标准的精神分析师条件苛刻，费用不菲，时程冗长。就第一点而言，只有经过长时间互动，治疗关系才会变得比较稳定，才有可能把新的促进性的关系内化到内心，从而替代创伤性的、不安全的过去的关系，中国古语也有类似说法，日久见人心。就第二点而言，最近的一项研究显示 [Grande, T., Dilg, R., Jakobson, T., Keller, W., Krawietz, B., Langer, M., Oberbracht, C., Stehle, S., Stennes, M., Rudolf, G.(2009)。Structural change as a predictor of long-term follow-up outcome. Psychother Res 19: 344-357.]，在6～8周的短程治疗中，行为认知治疗和精神分析治疗在改善症状上都有一致的效果，而持续两年的精神分析性治疗，即便在两年的治疗结束后再进行两年的随访，结果仍显现出病人的人格结构、人际关系还在持续地向好的方向发展。就第三点而言，IPA在中国的工作，主要由IPA亚洲中国部负责，该部的负责人最初是有华裔血统的阿根廷人特雷莎·袁（Teresa Yuan）女士，后来为挪威精神分析师斯蒂·瓦文（Sverre Varvin）、德国精神分析阿尔夫·格拉赫（Alf Gerlach）。美国精神分析师皮特·罗文贝克（Peter Loewenberg）为现任中国部主席。IPA对于其成员的准入标准极其严格，从理论学习到案例督导，从个人体验到临床实践，如用时间计算，完成上述培训所要求的内容恐怕要超过6年。值得强调的是，个人体验要求在同一个治疗师处完成，提供督导的案例要求是同一个病人，以每周4次的频率进行，至少连续两年以上。如此苛刻的条件，只有在本国成员获得IPA资格才能克服另外几个重大的也是实际的障碍——语言障碍、距离障碍等。日本和韩国在20世纪三四十年代，已经有人获得IPA成员的资格，俄罗斯在20世纪70年代以后，通过飞行分析（shultte analysis）也进入了IPA的行列。在中国台湾，目前我所见到的台湾同仁即便是在医院担任要职，治疗病人的时间长达 7～8 年，他们能腾出时间，并具备这样的经济实力，接受每周 3～4 次的督导及自我体验，并定期到英国接受面对面的自我体验，他们是严格按照 IPA 的标准（比如台北松德医院的蔡荣裕医师——台湾前任精神分析协会主席；刘佳昌医师——台湾现任精神分析协会主席）来接受培训的。在中国大陆，近十年来在北京、上海、武汉所开展的精神分析连续培训项目（中德班、中挪班），其特点为教师固定、学员固定、教材固定、培训地点固定，对外封闭，为期 3 年，这些特点保证了培训的质量，但也只能说，培训出来的学员为动力性取向的心理治疗师。

2004 年、2009 年，上海精神卫生中心承办了中国精神分析首届和第二次年会，此间，中国精神分析分析学组成立。2010 年 10 月 21—25 日，IPA 亚洲大会在中国心理卫生协会的支持下，由北京安定医院承办，来自世界各地的参会人员超过 500 人次。2010 年 10 月 23 号，中国精神分析协会正式宣布成立，上海的肖泽萍教授、北京的杨蕴萍教授对促成此协会的成立功不可没。不过 IPA 只视类似协会为申请中心（applied center），已有 9 名中国同事成为 IPA 的候选人。这标志着从现在开始，精神分析在中国大陆的发展进入了一个全新的阶段，更趋向临床实践、更靠近 IPA 的标准、与中国港台的交流更加频繁……我们相信，只有在这种发展方向上，精神分析的中国特色才能够被显现出来。

早在 1998 年，我在奥地利因斯布鲁克留学并接受精神分析训练和个人体验时，格拉赫先生就向我介绍了约瑟夫·桑德勒先生的这本书——《病人与精神分析师》（*The Patient and The Analyst*），当时，我直接与桑德勒先生取得了联系，并获得了翻译此书的许可。数年后，桑德勒先生因心脏病去世，桑德勒夫人准许我们以零版税的方式在大陆出版此书，该书首版为 2004 年。在中国精神分析蓬勃发展的今天，此书由中国轻工业出版社"万千心理"再次出版，意义尤为重大。相对于前版，此版在一些关键术语上翻译应该更准确。作为一本精神分析学习的经典教材，它分为 9 个章节，每个章节只对精神分析的一个重要概念加以阐述，比如移情、反移情、治疗联盟、阻抗等。

在中国大陆，近10年来，已经有超过1000人次的人参加并完成了中德班和中挪班。相信会有越来越多的人在阅读本书时，能够深得其味，并乐在其中。

施琪嘉

2010年11月2日

于德国杜伊斯堡—埃森大学附属医院急诊外科病房

旧版译序

这本书是由施琪嘉博士、肖泽萍博士和我共同翻译的。翻译和校对的时间长达3年。该书共12个章节，除第1章导言外，其他11个章节，每个章节都讲述了一个或几个精神分析的重要概念。

本书12个章节分别为导言、分析情景、治疗联盟、移情、移情的其他变异、反移情、阻抗、负性治疗反应、见诸行动、解释及其他干预、领悟和修通。熟悉精神分析治疗的人都知道，这些术语构成了精神分析理论和技术的基本框架。

20世纪80年代中期以后，我国出现了大量的精神分析翻译著作，特别是弗洛伊德的著作。这在文化界曾经引起了一股不小的精神分析热。有一段时间，很多文化人是言必称弗洛伊德。但是，直到今天，被译成中文的所有精神分析作品中，除了一两本涉及精神分析治疗的具体操作以外，其他的译著都是理论性极强的作品。精神分析是建构在对神经症治疗的基础之上的，如果只读它的理论，虽然也可以获得很多智力上的享受，但却不能说真正理解了它的精髓。

本书就是一本从临床出发，对精神分析治疗有直接指导意义的好书。在各个章节里，作者详尽地描述了每个重要概念的提出、含义及含义的发展或延伸。很多精神分析大师级的人物，对准确、全面地理解这些概念，做出了卓越的贡献。书中引用的最近的资料表明，现代精神分析几乎已经把这些概念的全部内涵榨取干净，理解上的进一步深入，以及由这种深入所导致的精神分析技术上的突破，看起来似乎是完全不可能的事。所以，在翻译这本书的时候，我们一方面获得了极大的精神上的享受，另一方面也感受到了大师们披荆斩棘、硕果累累之后留给后来者的空虚和悲哀。

但是，我们的希望也由此而生。如果在万顷苹果园里再种上几株苹果树没有什么意义，那我们就种上几株梨树吧。虽然那些精神分析术语的可能含义几乎被彻底澄清，对它们的使用也已经达到了极致，但是，由这些术语建构的精神分析框架本身可能是有漏洞或有问题的。当然，我们并非纯粹是为了有所建树而挑剔精神分析的毛病。我们对精神分析这样的判断仅仅建立在一个简单的常识之上，即任何理论，都会被它所使用的概念清楚地表达，同时也会被这些概念所限定；对专业术语的依赖性越强，被限定的程度也就越大。《病人与精神分析师》——这本由11个专门讲述精神分析术语的章节组成的书，既向我们展示了用那些术语透视人类精神现象的精妙功用，同时也呈现了一家之言的局限与偏颇。

这本书所展现的精神分析视野下的人类精神现象是精致的，但对这种精致的感受，与我们打开电脑主机盒所看到的主板上密集的半导体和连接线的感受一模一样，精致得有些呆板，精致得缺乏生气和韵味；而这个世界上还有另外一种精致，就是中国文化中一些传统的东西的精致，如书法、微雕、诗词等，那是一种有血有肉、充满生气的精致。那么我们是否可以说，对心理治疗而言，精神分析搭了一个很好的框架，而在这个框架之内，需要填充一些源于世俗生活本身的知识与经验呢？

我个人觉得，在21世纪过多地谈论东西方文化的差别总有些可笑；而谈论精神分析是不是能够被中国人接受，跟谈论麦当劳能不能在中国盈利一样无趣。站在更高更广的角度看，如果有一天人类开始跟外星球的智慧生物打交道，那不管是西方的精神分析、行为主义也好，东方的道家、禅宗也罢，一看就知道是太阳旁边的第三个蓝色星球上的最高级生物想出来的东西——那些生物虽然生活在不同的半球和不同的气候之中，但负责想问题的大脑的结构基本上还是相同的。要谈区别，就跟外星人去谈吧。

　　最后想说的是，在译完这本书之后，我还会经常读它。三年前第一次读它，有一些感受；在积累了数千小时的心理治疗经验之后的今天读它，感受就很不一样，经常一边读一边拍案叫绝；若干年后，又积累了一些经验之后，感受肯定还会变化。我不知道我最终会被它淹没，还是会将它超越。

曾奇峰

于武汉

2003年7月

翻译说明

精神分析的经典理论著作，很多已经被译成了中文。有一些概念翻译得很好，比如将 transference 译成移情，acting out 译成见诸行动，等等。但也有少数概念，还译得不够好。

本书试图规范一些概念的翻译。对较重要的几个概念的翻译，具体说明如下：

（1）ego/self，译成自我/自体。ego 与 id、superego 一样，是人格结构的一部分，翻译成自我没有太大问题。但是，将 self 也翻译成自我，两者就混淆了。首先会与安娜·弗洛伊德创立的自我心理学（ego psychology）相混淆；其次，在自体心理学中（self - psychology）中，self（自体）是适合于与 object（客体）相对应的一个概念，客体关系理论认为，在自我形成过程中存在着自体表象（self representation）和客体表象（object representation）。在这里，self 显然与 ego 有着极大的差别。因此，我们建议将 self 译成"自体"。

（2）erotic transference/Erotized transference/sexualized transference，情欲性移情/色情化移情/性欲化移情。前者是可能出现在分析中的正性移情，病人知道是不现实的性幻想；色情化移情是病理性的移情，性欲化移情为更广义的移情，应该加以区分（详见"色情化移情"章节）。

（3）psycho-、psychic-、mind，在英文里多有"精神的"、"灵魂的"、"心灵"、

"超自然的"的意思，psycho- 如果仅仅翻译成"心理的"，似乎不太准确。不过，我们对这个词的理解，也可能还只是停留在"心理的"层面上，psychoanalysis 有译成"心理分析"的，但自从高觉敷先生将其译成"精神分析"之后，很多处的 psycho- 也译为了"精神"，至于 psychic-，在很多地方译成"精神"，如"内在精神"（intra - psychic），"精神结构"（paychi organization）。通常，"心灵"用于 mind 一词的翻译。

(4) confrontation，面质，也有译成"正视"的。

(5) empathy，我国台湾地区习惯译为"同理心"，精神分析中将此译为"共情"，需与"同情"（sympathy）相区别。

(6) 人名是按字典标准翻译，如 Oedipal complex——俄狄浦斯情结，Freud——弗洛伊德，Klein——克莱因，Kohut——科胡特，Kernberg——克恩贝格等，在其他译著中上述人名及一些重要名词的翻译有所出入，请参照原文。

最后，我们要感谢桑德勒夫人在本书翻译和出版过程中提供的及时而无私的帮助。还要感谢徐沙贝医生对相关名词、人名英汉对照的校译工作所作出的努力。

施琪嘉

2003 年

中文版序

自1973年第一版以来，通过多次的修订和扩充，这本1991年版的《病人与精神分析师》已经成为理解精神分析过程的国际性基础著作。通过对精神分析治疗基本概念的深入讨论，以及对不同精神分析理论历史发展的超越，读者得以自学西格蒙德·弗洛伊德及其后继者的精神分析治疗概念。

故此，该书也被作为德国精神分析师在中国开展精神分析取向心理治疗的基础教材。其最大的帮助在于，对精神分析理论中的概念进行了反复而必要的澄清。只有以这样的方式，才使得这本书的英文版被许多中国的精神病学家和心理学家所熟知。值得高兴的是，几位中国的同事现在已经完成了一件艰巨的任务，即将此书译成中文。在此尤为重要的是，要找到与德语和英语的惯用概念相对应的中文术语，中文术语应尽可能地接近精神分析思想的本意。

译者手头上已经有一些弗洛伊德著作的译文，但从批评的角度看，也不必只是应用传统的翻译，有时候要勇于引入新的术语。所以，这本书的出版，将在中国翻开精神分析的新篇章。

德国精神分析协会主席阿尔弗·葛拉赫博士

于德国萨布利肯

2003年6月

原著第一版序

大约在3年以前，我们开始了对以精神分析基本概念为基础的重点研究。之所以如此，是因为我们在面对精神科已具备博士后知识的学生讲授精神分析的课程时备感困难，主要困难在于缺乏能阐明概念的小册子。好在将阐明基本概念作为我们精神病学研究所的研究课题最为合适不过了。这本书作为我们的工作总结，希望能达到澄清精神分析在临床应用的基本概念与其发展的初衷。我们还相信该书能提供精神分析概念向相关领域延伸的基础，如以精神分析为取向的心理治疗及个案分析。我们同时也希望该书能帮助驱除仍围绕着精神分析思想的一些神秘感。作为精神分析的学生和教师，我们在完成该书的过程中也澄清了许多问题，许多观念得以修正。我们希望该书能成为精神分析研修院的重要培训教程。

我们特别要感谢精神病研究所的精神病学教授丹尼斯·希尔（Denis Hill）爵士为我们的工作所提供的特别帮助，他自始至终的鼓励使得我们有机会和勇气完成该项工作。作为《英国精神病学杂志》主编的依里约特·斯拉特（Eliot Slater）博士大胆举荐了10余篇系列文章加以刊登。我们感谢他的耐心及充满善良、幽默的支持，以及其仅在阅读了前两篇文章后便作出连续刊登本书中多数文章的睿识。

许多其他同事，特别是马克斯·贺尔那德兹（Max Hernandez）博士、罗伯特·L·泰森（Robert L Tyson）博士及安娜·玛丽·桑德勒（Anne Marie Sandler）女士阅读了大量文章，并提出了对本书极有裨益的见解。我们感谢贝特莱姆（Bethlem）皇家医院、毛德斯莱（Maudsley）医院研究基金会及洛杉矶精神分析研究基金会对本书的工作提供的资金支持，我们还特别感谢丽达·哈森（Lita Hazen）女士、那尔夫·R·格林森（Ralph R Greenson）博士在后来所提供的私人资助。我们要感谢弗洛伊德版权公司给予我们的引用许可，感谢精神分析研究所的阿莱克斯·斯崔切（Alix Strachey）女士及霍嘉特（Hogarth）出版社允许我们引用经詹姆斯·斯崔切（James Strachey）修订的《弗洛伊德心理论文全集》标准版的原文。

约瑟夫·桑德勒

于伦敦

1971 年 3 月

原著第二版序

自从将文章以《病人与精神分析师》的形式结集出版至今，20多年已经过去了。其间，精神分析的学术发展速度惊人，以至于出现始于50年代防止"精神分析泛化"的提法。尤为值得注意的是，近年来分析师在分析情景中，以"搭档"作为表征，代替了传统意义上的"镜子"角色的现象。对于移情与反移情，已有全面而深入的认识。事实上，本书中描述的每个概念在过去的20年中，其内涵均已有明显的扩充。

基于此，本书的再版势在必行。我们要感谢本书的原作者容许我们在原版的基础上对其进行修订与扩充。我们对原文作了进一步的精练，对内容进行了必要的扩充，增加了新的章节以及250多条文献索引，所增加的内容相当于首版的一半。我们当然不愿将所有临床上关于精神分析的概念全部加以索引，这也是不可能的。不过，我们试图将一些特别的文献罗列出来，希望读者可根据自己的兴趣，找到最新的关于精神分析的原著。

在引用已出版的文献时，我们尽量将有词义意义的词缀列出，故可能原作者会发现以前的"s"变为了"z"，或相反，相关连词可能被忽略掉。一般所书写的"fantasy"中的"f"，也改为由弗洛伊德及克莱因（Klein）学派惯用的"phantasy"中的"ph"。希望大家能理解我们所做的改动。

特别感谢简·佩蒂（Jane Pettit）的细心审校，感谢宝拉·肖普（Paula Shop）

对全文作了逐字逐句的阅读;维多利亚·汉密尔顿(Victoria Hamilton)与布鲁那·索(Bruna Seu)帮助我们查阅了有关文献,克拉拉·金(Klara King)负责将该书打印成册,对此我们深表感谢。我们还感谢伦敦鲁道夫斯基-基姆罗依(Ludowyk-Gyomroi)编辑部的信任,以及法兰克福弗洛伊德研究所给予的资助,由此该书的第二版编辑工作方得以进行。最后,我们还要感谢阿莱克斯·霍尔德(Alex Holder)提供的许多有益的建议。

> 约瑟夫·桑德勒
> 安娜·乌素拉·德雷尔
> 于伦敦及法兰克福
> 1991年8月

目　录

第1章　导　言 1

第2章　分析情景 13

第3章　治疗联盟 23

第4章　移　情 37

第5章　移情的其他变异 59

第6章　反移情 79

第7章　阻　抗 97

第8章　负性治疗反应 117

第9章　见诸行动 129

第10章　解释及其他干预 143

第11章　领　悟 161

第12章　修　通 169

相关名词、人名英汉对照 181

目 录

第1章

导　言

本书涉及精神分析基本的临床概念及其涵义。许多随精神分析而发展起来的、特别是本书涉及的概念，从涵义上讲已经有了很大的扩充。随着时间的推移，一些基本概念的涵义和用法已经发生了很大的变化。从这一观点来看，对一些基本概念进行考证，正是此项工作的目的之一。尽管我们相信，我们关于精神分析基本临床概念的讨论，会有助于更好地理解它们在当今精神分析中所扮演的角色，但本书并非旨在充当某一类字典或词典的角色。

在开始的两个章节里，介绍了特殊概念的讨论。许多作者 [如卡普兰（Kaplan, 1964）；桑德勒（Sandler, 1983）；沙弗（Schafer, 1976）；朔恩（Schon, 1963）] 在引用原作中的概念时，对其涵义改变的哲学性进行过讨论。在这一方面，精神分析理论存在着其自身的特殊问题。通常人们习惯于一套完整而连续的思维系统，但这并不适合于此，精神分析的概念没有得到很好的定义。随着精神分析的发展及其理论方面的变化，这些概念的意义也发生了改变。另外，在一些情形中，同一术语的使用，在精神分析历史发展的同一时期，存在着多重涵义，典型的例子如"自我"（ego）[哈特曼（Hartmann, 1956]、"认同"（identification）及"内摄"（introjection, Sandler, 1960b）的概念便有着多重涵义。我们将看到，在涉及到本书中的概念时，上述情形会带来多么大的问题。在精神分析中，我们发现了这样的一种情形，一个概念的意义只有从考察使用它的文本中才能弄得非常清楚。这种情形会因这样的事实而变得更加复杂，即不同心理动力学思想的学派一脉相承，并多在相同的基本术语基础上，依其自身所需而进行修订（如"自我"-ego、"自体"-self及"力比多"-libido，在荣格心理学中的涵义与弗洛伊德文献中的涵义大相径庭）。现在工作中的总的目的为促进交流，恰当的心理动力学术语的概念化，不仅仅在临床精神分析范围内需要，在经典精神分析治疗之外的情形中（如心理治疗及一些社会工作的形式）也需要（Sandler, 1969），心理治疗作为一般精神病学教学的一部分，应将这种需要视作培训中的重中之重。

值得记住的是，在本书中精神分析不仅仅被当作一种特殊的治疗方法，也被视为一种可能作为普通心理学使用的理论框架。其中，有些概念因有太强的技术性或临床性，而未成为精神分析中普通心理学模式的一部分，这正是本书要涉及的。属于这一类的临床概念如"阻抗"（resistance），为描述一类临床现象的概念，但也可以是一种防御机制使用时的特别表征（属于普通精神分析心理学的一部分，被认为可在"正常"人及病人身上发现）。留意临床精神分析的概念与普通精神分析心理学[超心理学（metapsychology）]这些概念上的差别，是十分重要的。

由于精神分析的临床概念可以扩展到精神分析治疗室以外的场

合，并在一定程度上可用于任何治疗场合，这种应用促进了概念的一些再演变及可能的再定义。让我们回到"阻抗"，该词最初指精神分析中对自由联想的阻抗，毫无疑问，在药物治疗过程中病人拒绝服药实质上与阻抗相同。由于这种现象可能反映了类似于精神分析师所见到的阻抗过程，其限于自由联想术语范畴的定义便不再恰当了。所有精神病学家与社会工作者对阻抗现象十分熟悉，尽管如此，自由联想之外的交流形式中也有阻抗存在。

如果一个词在多种场合下使用，特别当该词属于临床范畴时，则不可能完全对其概念进行准确的定义。规范化准确定义的尝试会给日益增加的精神分析词典及字典中对精神分析概念的描述带来困难和不连续性 [如艾德尔贝（Eidelberg，1968）；欣谢尔伍德（Hinshelwood，1989）；拉普兰什（Laplanche）和庞塔利斯（Pontalis，1973）；穆尔（Moore，1967）和法伊恩（Fine，1990）；赖克罗夫特（Rycroft，1968）]。很显然，从这些字典的优点和缺点两方面看，对于历史描述，对理解任何精神分析的概念都十分必要。所以，我们在下面将或多或少会涉及精神分析的发展史。

精神分析的发展离不开弗洛伊德的理论，但即使是弗洛伊德本人在其形成精神分析理论的过程中，也多次修改理论、修订概念及拓展治疗技巧的内容。弗洛伊德以后的精神分析发展也是如此，所以当一个概念被提及时，必须同时提及该概念的使用年代。为方便理解，有人从弗洛伊德早期发表著作开始，将精神分析分为不同的阶段 [拉帕波特（Rapaport，1959）]。

弗洛伊德于1881年在维也纳完成医学课程的学习，在迈纳特（Meynert）生理实验室工作了一段时间后，转至法国，师从著名神经病学家夏科（Charcot）。在那里，弗洛伊德对所见到的能通过催眠而诱发的精神分离（mental dissociation），以及在严重癔症发作时常见的、介于意识与潜意识之间的走神印象深刻。在夏科与其他法国精神病学家如珍妮特（Janet）看来，这类障碍多半与神经系统获得性或遗传性缺陷有关，该缺陷导致了精神层面的分离。弗洛伊德回到维也纳后开始了与内科医生约瑟夫·布罗依尔（Joseph Breuer）的合作。几年前，布氏在对一例女性癔症病人 [著名病例安娜·欧(Anna O)] 的治疗时发现，病人在催眠状态下自由交谈时，症状得以缓解。通过与布罗依尔对此病例共同的复习及连续的观察，弗洛伊德认为，精神层面的分离并非为精神神经症病人所特有，它可以在每个人身上出现。潜意识中愤怒的张力若无恰当的发泄机会，便会导致神经症症状的产生。弗洛伊德意识到，神经症症状实质为因防止和克服情感及记忆中不快乐或极具威胁的成分，呈现于意识层面而主动产生的一种防御过程。尽管弗洛伊德本人及其他分析师在不同的时期，对分离的实质及意识结构中潜意识部分有过不同的解释，但这种对主动性分离的解释——不管其以何种形式出现——一直在精神分析的理论中占重要地位。起初，特别是在弗洛伊德与布罗依尔早期的合作阶段，一直受到保护的潜意识成分被认为是早年曾发生过的真实创伤事件（real traumatic event）所导致的极具情感色彩的记忆的延续。他们在共同写就并发表的、广为人知的论文《癔症的研究》（1895）中提到：在神经症病人症状的背后，均隐藏着曾经发生过的创伤性经历。这种创伤性经历被认为具备"情感累积"效应，该累积效应与创伤性记忆一起被主动地从意识中"分离"出去，但可以以症状的转换形式出现。基于这种解释，治疗便应该试图将遗忘的记忆呈现于意识层面，与此同时情感得以"投注"（catharsis）或"发泄"（abreaction）。

精神分析的第一阶段可以追溯到弗洛伊德与布罗依尔的合作时期。直至1897年，弗洛伊德发现，许多有关创伤的"记忆"，特别是癔症病人描述的性虐待记忆，并非真实的记忆或真实的事件，多半具有幻想的成分（Freud，1950a，1887～1902）。

第二阶段从弗洛伊德拒绝神经症创伤理论开始至20世纪20年代早期，在此期间，弗洛伊德发表了被称为精神分析结构模式的理论（1923）。此阶段反映了从早期强调外部事件的影响（创伤性情景）到强调潜意识中的欲望、冲动及驱力，以及这些成分外显的过程。在这一阶段，性本能代表了最主要的潜意识的欲望，儿童时期的反应因不断重复而呈现于现时的情景中，这一主要观点在当时备受关注。除此之外，对分析师根据病人意识内容，解释其潜意识意义的研究也受到了重视。事实上，弗洛伊德将精神分析的目的描述为"将潜意识在意识中加以呈现"。众所周知，每种理论总不可避免有迂回发展的时期。在这一阶段，讨论的热点也从针对外部现实转向针对潜意识欲望，以及冲动与人的关系的研究上来。在本书中大家可以发现，许多我们将要详述的临床概念便源于此期。

1900年弗洛伊德发表了《释梦》（1900a）一书，他对梦的解释为描述潜意识欲望外显的方式提供了很好的例证。欲望想直接表达的冲动与个人现实检验及其固有的思维方式发生冲突，在本能驱力与防御性力量之间必须存在一种妥协方式，使潜意识冲动以乔装的方式得到满足，梦的外显过程便成为这种潜意识冲动通过检验或改头换面得到满足的方式。同样，分析师对病人进行的自由联想，也为病人提供了潜意识欲望变相释放的另一种形式。

如在第一阶段一样，在此阶段弗洛伊德仍相信在所称的精神结构（mental apparatus）中存在着意识和潜意识部分。对于它们之间的关系，弗洛伊德将潜意识分为了两部分：其一为潜意识系统（unconsciousness），在其中存在的本能的驱力与欲望若想突破防线，上升为意识，便会对个体产生威胁；其后果为产生焦虑和不快乐的感觉，故在潜意识中存在着不断抵御发泄的抗争，若能得以表达，则一定是被歪曲了的或通过了检验的部分。其二为前意识系统（preconsciousness），属于排斥于意识层面以外的经验和想法，因"压制"（repression）的反作用而被逐至潜意识层面。前意识层面的内容在合适的时机下可以进入意识层面，所以个体除对其进行合理的使用外，也可借此将一些潜意识冲动发放至意识层面——欲望正是借此而得以表达。此期的精神结构理论又通常被描述为"定位模式"（topographical model），前意识系统存在于潜意识与意识之间（以后则倾向其属于意识系统）。

弗洛伊德将本能的驱力视为一种"能量"，该能量可在不同精神内容中被投注（"投注"一词在英文中被弗洛伊德译为"investment"，在我们看来,根据德文原文"Besetzung"一词，似应译为"cathexis"）。弗洛伊德开始用"利比多"（libido）一词来描述本能驱力中的性能量，虽然以后"攻击性"被认为与"性驱力"同样重要，但弗洛伊德并未另设一概念与"攻击能量"相匹配。在潜意识中这些驱力的能量可以自由地在内容上进行转换,在功能上称此为"初级过程"（primary process）。在潜意识中所有的元素缺乏逻辑及正式意义上的关联：无时间观念，只有一些简单和原始的联系规则，在潜意识中的驱力及欲望均遵循"快乐原则"（pleasure principle），即不惜一切代价发泄、获得满足及减轻痛苦。这种方式是不被前意识和意识所容许的。在后两个层面，逻辑性、理念（"次级过程"，secondary process）以及对外界现实的体验与常规的行为模式占主要地位。与潜意识不同，前意识及意识将（或试图将）被外界现实检验，弗洛伊德称之为"现实原则"(reality - principle)。所以，在被压抑的潜意识中，原始的性欲望与人们的道德、伦理标准相悖时，冲突将会不可避免地产生，这时就会出现一些挣脱的方式，用于对抗冲突。

到目前为止，我们讨论了本能驱力和本能欲望，这些成分被认为以某种方式相互独立存在。在弗洛伊德看来，这还远远不够，因为本能的驱力自幼年开始，便在儿童的内心世界中被赋予重要的内容，很遗憾精神分析家们选择了"客体"(object)这一物化的名词，来描述代表上述情感的重要形式。每个潜意识欲望均有其所指向的客体，同一客体可以为相反的欲望所指向，典型的例子如对同一个人同时表现出爱与恨的感情。此种"矛盾性"(ambivalence)是导致内心冲突的最为强烈的来源。弗洛伊德认为，成年人在处理人际关系时，（常以改头换面的形式）重复了他们在婴儿时期所经历的关系及冲突，这种趋于重复的倾向常常是弗洛伊德的病人所有难以解释的症状的基础。

在通过精神分析呈现出来的儿童时期的早期冲突中，普遍存在着一种产生于 4～5 岁，与欲望及客体关系有密切联系的俄狄浦斯情结(Oedipus complex)。弗洛伊德对它的主要描述为，男孩存在着想与其母亲性交、完全占有母亲的欲望，并想以某种方式不受制于父亲，部分儿童还有弑父的念头。在弗洛伊德看来，这种男孩对父亲的爱与害怕受到父亲的拒绝或身体受到伤害之间的冲突，特别是害怕因父亲的报复将其生殖器阉割，称为"阉割焦虑"(castration anxiety)。女孩也存在着相类似的欲望关系模式，只是将父母的角色进行了调换。不过上述两种相反的情结，无论在男孩或女孩身上均可找到。所以,我们也可发现有些男孩想占有父亲，摆脱母亲的控制，即每个人（无论男女）在早期均具备双性倾向。

精神功能及婴儿期性行为是第二阶段的产物，其重点为对潜意识中本能的驱力，特别是性驱力及其变异形式的转换所进行的研究（Freud, 1905d）。对它的讨论就此告一段落，由于它的重要性，我们在以后的章节里还将更多地对其临床概念加以讨论。在心理学模式的第二阶段，这些概念显得相对简单和直白了一些，然而，我们将会感觉到，随着弗洛伊德理论的发展，上述情形会变得复杂起来。

1923 年，弗洛伊德的精神结构理论发生了重大改变，这是第三阶段开始的标志。弗洛伊德对一些他认为是被潜意识中的负疚感所困的病人的处理方式印象深刻。此外，一系列不连续、相互对立的概念出现在已经被广泛使用着的精神结构"定位模式"，即潜意识、前意识及意识系统模式中。这导致了弗洛伊德对其理论模式重新进行修改。准确地说，弗洛伊德进一步发展了其理论，因为他的新观点并未取代过去的理论，而是从另一角度对问题进行了阐述。需要注意的是，精神分析——如同一种发展中的思潮一样——在早期是不具备连续性与完整性的。1923 年弗洛伊德在其《自我及本我》（*Ego and the Id*, 1923b）一文中，将"本我－自我－超我"三重结构归纳进"结构"模式中，或称为"第二定位模式图"。

"本我"曾在与潜意识有关的概念中粗略地被提到过，主要指包含原始本能驱力及与之有关的所有与生俱来和与之整合了的因素。它主要受"快乐原则"的调控，并按照初级过程的要求运作。在成熟与发展过程中，作为与外界交互作用的结果，本我进行调整后以"自我"的形式出现。自我的基本功能是，在适应来自本我压力及不违背现实要求的同时，满足自身及获取经验，它具备延迟本能释放的作用，或者通过各种机制，包括防御机制对本能加以控制；超我作为第三个因素，产生于儿童早期冲突内化或其残留的发展过程，特别当他们与父亲或其他具有权威意义的形象发生关系时，他们对之进行了认同。超我作为良知的载体部分，部分是潜意识的，但大部分超我及自我，包括所有的本我，则是在意识之外发挥作用。

在此有必要重提"结构"理论，其内容与最初的阶段相比又发生了改变。自我充当了中介者的角色，它必须时刻面对来自本我和超我的要求，对问题进行调解。由于上述要求常相互矛盾，自我必须达成最大的妥协，妥协的最后结果便是产生症状。尽管对个体而言，经受症状是痛苦的和难受的，但它代表了个体在特殊情形下所能选择的最佳适应方式。

在精神分析的发展中，这一特殊阶段持续至1939年弗洛伊德去世为止。我们之所以勉强地将此阶段视为第四阶段，是因为在此阶段中许多精神分析师继弗洛伊德之后继续了他的工作。在此期间，理论内容的增加及实践的经验使许多人开始想到弗洛伊德以往的著作，并最终认同了他的观点。

尽管在弗洛伊德以往的著作中也提到过有关自我的问题，但1936年安娜·弗洛伊德（Anna Freud）的《自我及其防御机制》及1939年哈特曼的《自我心理及其适应性问题》的问世，无疑成为第四阶段发展的重要里程碑。安娜·弗洛伊德重点对正常精神功能下的防御机制进行了研究，并将防御的概念扩展至针对来自外界及内部本能冲动将可能导致的危险所进行的防御。哈特曼则重点对所谓自我的"无冲突区"（conflict-free sphere）的自然发展进行了研究。弗洛伊德一直将其兴趣放在对临床现象的观察，旨在通过对个体特别的训练和能力的培养来解决冲突。哈特曼则认为，许多相对自主的发展过程可以表现为正常的功能，而非总表现为精神上的冲突。所谓"自我心理学"，反映了多数精神分析师对正常和异常自我功能给予同样重视的特别兴趣，尽管在后面我们将会适时提到除弗洛伊德以外的一些精神分析师的贡献，但在此我们不作详述。不过，值得一提的是，当今许多精神分析师，特别是与临床工作有关的人，其思路主要来源于前述的第二阶段。尽管一些精神分析学家[如亚农和布伦讷（Arlow & Brenner）]做过很大的努力，对精神分析结构理论中的概念加以介绍，但仍有精神分析师在描述他们的病人时使用第二阶段时的结构模式，而对第三阶段的概念只字不提。

1960年自我心理学在美国开始受到重视，这也为推动其新的发展创造了机会。众多的学术理论包括了海因茨·科胡特（Heinz Kohut）提出的"自体心理学"（Self–Psychology），伊迪丝·雅格布森（Edith Jacobson）、汉斯·洛伊沃尔德（Hans Loewald）和奥托·克恩贝格（Otto Kernberg）提出的"客体关系"。克恩贝格的观点可视为自体心理学及梅勒妮·克莱因（Melanie Klein）理论的发展。在英国，克莱因学派有着很大的影响，其他在英国研究客体关系的学者如罗纳德·费尔贝恩（Ronald Fairbairn）、迈克尔·巴林特（Michael Balint）及唐纳德·温尼科特（Donald Winnicott）也有同样的影响。近年来，威尔弗雷德·比昂（Wilfred Bion）的文章逐渐被重视，与其相对立的雅克·拉康（Jacques Lacan）的观点在一些知识分子圈里对认识精神分析具有极大的意义。一些在此期间成长的精神分析师如玛格丽特·马勒（Margaret Mahler）、有着"婴儿观察家"称号的丹尼尔·斯特恩（Daniel Stern）和罗伯特·埃姆德（Robert Emde）的著作，被众多精神分析师尊为从精神分析角度理解人类发展过程的经典教义。

从弗洛伊德开始，研究人类思维的精神分析理论已经有很大的发展，但精神分析理论与其应用之间的鸿沟仍在加大，所以，对精神分析临床概念的认识与再认识便显得更加重要。

第 2 章

分析情景

用于描述、理解和解释精神分析治疗过程的临床概念，产生于精神分析发展的不同历史阶段。源于某一个阶段文献的概念沿用至下一阶段，在前面我们已提到过这种情形的不同变化，对这些概念我们还将在以后进行讨论。在这一章中，我们将尝试从精神分析不同时期（见第 1 章）出发，对精神分析治疗设置的发展加以阐述。

第一阶段是（主要指前精神分析阶段）1897 年以前，以对癔病的催眠治疗为主要特征。弗洛伊德观察到，他的方法对于治疗包括一些其他障碍（如强迫症病人）的"神经精神病"(neuropsychoses)的病人（如今称为神经症病人）颇为合适。第一阶段的设置是在治疗室内使用诱导催眠的方法，与其他同事如夏科等的公开演示相比，它为私下性质的。病人躺在沙发上，治疗师坐在其后，诱导其进入催眠的状态。弗洛伊德对通过催眠而获得的效果很失望（他也承认自己不太内行），他尝试用各种方法让病人回忆过去的事件。在对女病人 PJ 的病例描述中 [1950a (1887 – 1902)]，弗洛伊德的方法是，将手以一定的压力放在病人的额头，告诉病人这样会帮助想法浮现。这些技术虽然被以后对部分病人治疗时采用的"自由联想"(free association) 的方法所取代，但第一阶段治疗情景的模式被保留了下来，如弗洛伊德以后对其所作的描述 (1925d)。

"我感觉到，事实上在催眠状态下，只有当我的病人在'了解'到所有将要对其采用的方法，并能从我这里获得足够的安全感和勇气之后……我想，他们才有能力将所遗忘的事实和联系呈现于意识中，毫无疑问，此过程要比催眠困难得多，但却有着极大的启发性。所以，我终止了催眠方法的采用，而在我的工作中要求病人睡在沙发上，我坐于其后，可以观察病人，但病人不能看见我。"

在第 1 章中，我们描述了弗洛伊德的观点由 1897 年的相信神经症的创伤致病论，至认识到潜意识的本能欲望的表达而导致冲突的转变。这个转变同时多少带来了技术上的转变，即强调挖掘病人意识产物的意义。特别是在第二阶段的早期，梦被视为病人材料中最重要的部分，现在梦仍被许多精神分析师视为分析病人潜意识信息最为重要的来源。梦对所有分析师显然具有特别的意义。弗洛伊德的许多分析工作开始就是对直接涉及充满痛苦的病人梦的分析，分析师的工作由病人能回忆起来的梦的不同部分所组成。随着第二阶段的发展，对病人的材料中潜意识涵义的理解已经扩充到自由联想上，分析移情，特别是移情阻抗已逐渐在精神分析技术中占重要地位，梦的分析仍是弗洛伊德分析工作中理解精神过程的最基础部分。在持续至 1923 年的第二阶段期间，精神分析的基本设置和与其有关的临床概念也得以发展。尽管在后期精神分析的理论发生了重大的改变，但"经典"精神分析的治疗情景在此期间基本上保留了下来。其间，弗洛伊德开始书写有关精神分析"技术"的理论（1911e，1912b，1912e，1913c，1914g，1915a），如今这些技术得到了公认。然而，值得提出来的是，在那时，要求病人每周就诊6次，每次治疗时间为1小时。

数年后，弗洛伊德在其自传性研究（1925d）中写道："这似乎令人吃惊，自由联想——基于精神分析的基本原则对主体进行考察——这一形式应该说是达到了意料之中的目的，即将受制于阻抗的被压制的信息呈现于意识。然而，我们应该明白：自由联想并非真正自由，在分析情景的影响下，病人仍会保留其不愿面对的、其精神活动中特别的主观成分。我们应该设想，倘若不是在此种设置下，病人就不会出现这些反应。其抵御压制信息的再现的阻抗有两种方式，首先，病人表现为批评性回绝，多在告之其精神分析基本规则时发生。然而，一旦病人了解了设置，并克服了拘谨后，其阻抗便会找到其表达的另外涵义。看上去被压制的资料本身与病人毫不相关，而只是与一些以隐晦方式呈现的大致的事情相关，阻抗愈强烈，分析师通过病人描述而构成的自由联想资料离真实想法的距离就愈远。分析师若静静聆听而不对联想材料穷思竭虑，以及分析师基于经验而对其所期望的资料给予一般性注意，便能够利用病人呈现的两种阻抗的材料。阻抗若不强烈，则分析师可以从病人的暗示中发现潜意识的含义；阻抗若十分强烈，则分析师可通过将与正在讨论的主题相差甚远的自由联想对其特点进行认识，并对病人做出解释。所以，发掘阻抗为克服阻抗的第一步。"

"精神分析的基本模式"可描述如下 [艾斯勒（Eissler，1953）]：作为一种规则，病人几乎总是将精神分析师与其个人事件加以联系。分析师表现得对此相对浑然不知，便有可能让病人有勇气尽可能放松地表述出在日常治疗过程中的想法。这些内容可能逻辑混乱或部分与以前表达的意义无关联。斯通（Stone，1961）曾对精神分析情景作过精辟而详细的评述：

> 分析师应尽可能保持一种"节制"的态度，即"分析师的治疗设置应该尽可能减少病人从其症状中获益。分析的实质是分析师在原则上拒绝对病人百依百顺以取悦病人，也拒绝扮演病人强迫他扮演的角色。在某些病例及在治疗过程的某个时刻，节制可诠释为对病人解释隐藏在所有资料背后的病人的重复行为方式，并加以修通"[拉普兰什和庞塔利斯（Laplanche & Pontalis，1973）]。

精神分析的治疗一般持续50分钟，每周4～5次。精神分析师的主要精力应放在用以收集资料的提问以及"解释"、"面质"和"重建"（interpretations，confrontations，reconstructions，见第10章）为主要治疗的干预手段上。在病人的联想过程中，病人会逐渐提及某个话题，然后表现出"阻抗"（见第7章），尽管病人本人不能察觉，但这代表着病人对精神分析过程的看法。精神分析师从病人那里获得的资料，迟早会包含涉及病人对分析师本人的直接的或隐讳的想法和感情，这种与真实的情况有着很大偏离的内容称为"移情"（transference，见第4章和第5章）。这种偏离代表了与病人过去的欲望、经验及关系相关的感觉和想法。对移情或者工作关系的判断，通常可用来观察病人与精神分析师的关系发展，是否首先建立在病人愿意康复和配合治疗的基础之上。这种工作关系称为"治疗联盟"(treatment alliance，见第 3 章)，其主要成分是探究病人在精神分析过程中持续表现为阻抗的动机。病人在此过程中，不会以言语方式叙述其难忘的过去事件与现时感情的关系，而总是通过发生于治疗时间以外的行为及各种举动加以表达，这就是常说的"见诸行动"(acting out，见第 9 章)。

精神分析师的目的在于尽可能在精神分析过程中，从意识层面理解病人的资料以进行干预。为此，分析师有必要正视他对病人的反应，以判别自己是否恰当地理解了他与病人的关系。这种对自己感情及反应的回顾，可以帮助分析师进一步恰如其分地审视即将与病人发生的关系，对分析师的这种反应所作的定义称为"反移情"(countertrans-ference，见第 6 章)。若病人能够具备逐渐理解其意识与潜意识、过去和现在之间关系的倾向，那么他便具备了"领悟"(insight，见第 11 章) 的能力。

若对提高病人的内省力有帮助，分析师可对病人进行解释，但不能指望病人很快产生明显的改变。解释与进一步衍生的资料相互渗透，我们称此期为"修通"(working through，见第 12 章) 期。在此期里，病人将发生明显的改变，他可能会表现为矛盾性回避，此为"负性治疗反应"(negative therapeutic reaction，见第 8 章)，可追溯至潜意识中的负疚感。当病人自觉要发生改变时，此种表现便愈加明显 (Freud, 1923b)。

显然，上述"典型情景"并不是在每次精神分析治疗疗程中均会出现，但随着时间的推移，一些特别技术会逐渐引入，这被称为"技术指标"(Eissler, 1953)。但这些"技术指标"("座谈"多于"卧谈"，改变治疗的频率) 从精神分析的基本模式来看只具有暂时的意义。人们从这一角度将精神分析的方法，与其他已经具备固定和常规化"指征"的心理治疗形式进行了比较，在其发展的第四阶段，人们更加重视对精神分析技术进行调整，以更可靠地用于特殊的障碍。

作为介绍，本章及前一章的重点及要点，对一些临床上我们耳熟能详的精神分析概念进行了详细的考证。在下面的章节里，我们将着重介绍在精神分析的临床基本范畴内每个概念的来龙去脉，我们也将考证在此范畴内概念的多重或双重意义，及其与经典的精神分析治疗相比所能应用的程度。

发生在精神分析过程中应被特别注意的一个特征是"退行"（regression）现象的产生。这一术语在精神分析理论的应用中有着多层意义，我们在本书中将提及该概念的一个特别意义，即过去的、常为婴儿倾向的浮现，这可以视为一种被遗弃的或已经重塑了的功能模式的再现。在此意义上，退行成为精神分析过程中特别的部分，不过，该现象同样也见于精神分析以外的情景。我们只需注意这样的情景，弟弟妹妹的出生给幼儿造成压力，在此阶段中，幼儿会放弃对排便的控制；或者一个孩子（或成人）在生病时所表现出的固执及过分要求。这种可以影响到人格功能每一部分的退行，可以是暂时的或长期的，也可以是轻度的或严重的。这种类型的退行多见于个体发展的矛盾期（critical），只要不特别持久或不严重，可被视为正常（Anna Freud，1965）。

在分析性治疗中，分析情景的功能之一为允许或促使在分析设置下的退行。当移情现象发展时，退行倾向会在分析中清晰呈现，它表现为指向治疗师的病人儿童时期的欲望、感情、关系模式、幻想及行为方式的再现。然而，在退行作为一种重要工具的同时，通过它，过去的重要信息与功能模式以一种令人信服和充满意义的方式被带回，退行有时也可造成阻碍与伤害。这在那些想使退行倾向加重或延长的病人身上表现得尤为明显，这些病人在经历自身观察及内省时感到困难，而这两者对治疗联盟（见第 3 章和第 11 章）是必不可少的。可能的情形还有，不同的精神分析师（意识或潜意识地）以不同的程度对病人的退行倾向进行了鼓励。

作为正常的分析性退行的结果，在分析过程的某些阶段中，常常发生的情形为，病人变得更多地需要来自分析师的爱、情感和自尊的象征；针对分析师仇恨的感情也可出现。这种情感和态度的发展方式成为理解诸如病人与母亲的早年关系模式的重要资源，如病人在母亲那儿体验到的剥夺或疏离、爱或娇宠。这些信息可以构成理解病人目前困难与问题的实质性材料。然而，如果需求和敌意成为病人与分析师的主要交往点，分析师不能通过适当的解释或其他干预措施将此倾向逆转，则继续分析工作的能力会被削弱甚至丧失，这显然是移情变异的某种特殊形式（见第 5 章）。

许多作者指出了精神分析情景内外退行能力的价值。如克里斯（Kris，1952）便讨论过在艺术创造领域中有分寸的、暂时的退行能力所起的作用。巴林特（Balint，1934，1949，1965，1968）与温尼科特（Winnicott，1954）也将病人退行的重要性强调为用其他方法不能获得的信息来源的途径。温尼科特提出的"抱持性环境"(holding environment)的概念及其对过渡现象的讨论，导致了众多作者对分析情景所提供的"过渡空间"(transitional space)的探讨。在此空间内，病人基于其与分析师安全的关系而进行了退行，并试着以新的观念来解决内在的问题［阿德勒（Adler，1989）；古奥瓦克奇尼（Giovacchini，1987a）］。巴林特称此为"旨在进化的退行"。值得注意的是,"退行"在弗洛伊德的著作中也有多个含义,在此章中我们所涉及的概念为弗洛伊德所指的"形式性退行"(formal regression),也就是"原始表达与呈现的原始方式取代了通常的方式"以及"暂时性退行"(temporal regression),即"返回到旧的精神结构的表现"(Freud,摘录于1914年《释梦》,1900a)。不过,退行不是必须被视为"回到过去",它也可被视为某种"释放"现象,这种现象为在分析的特殊情景下,现有潜意识倾向于向外呈现。这包括各种内部过程的"外化"(externalization)形式及基于投射与投射性认同的关系(见第4章、第5章和第6章)。

退行是通向有用的、合适的资料产生的极佳途径,这些资料可以在分析中被处置。但是,不要将退行纯粹地视为治疗工具而加以信任,也不要相信退行会将在其他情形下无法反映出来的病人与其母亲的极早期的关系加以呈现。巴林特认为,退行可促使"新的开始"的发生,然而许多分析师认为,仅仅作为一种治疗工具,退行的作用在治疗关系中被强调得过了头(Anna Freud,1969)。莫代尔(Modell,1989)对此有很好的评论:"我对巴林特及温尼科特的临床观察价值毫不怀疑。母-婴早期的关系通过移情可以重现,这一事实毋庸置疑。但是,将退行的应用作为分析设置下的治疗行为的解释令人感到疑惑。"

第3章将讨论分析中的治疗联盟的意义,涉及分析师对分析过程的一些看法。其中,必须包括分析师和分析过程中"抱持"(holding)的功能,这种功能提供这样一种氛围,使病人在发生严重退行时也会感到安全和被"接纳"(contained)[Balint,1968;卡恩(Khan,1972);莫代尔(Modell,1984);斯皮茨(Spitz,1956);温尼科特(Winnicott,1954,1965,1971)]。

迄今为止，对分析情景的描述着重强调了来自于病人的要求，分析师的作用被视为试图理解发生在病人一方的潜意识过程，并将他的理解转达给病人。然而，近年来，分析过程中的人际方面极为重要，这一观点逐渐受到了重视，研究的重点转到"分析关系"上来 [布莱格尔（Bleger，1967，1981）；Kohut，1977；麦克拉弗林（McLaughlin，1983）；莫代尔（Modell，1988，1989）；斯普路鲁伊厄尔（Spruiell，1983）]。其结果是，越来越多的人对在分析情景中分析师"中立化"（neutrality）的观点提出了质疑 [莱德（Leider，1984）]。对此，莫代尔（1988）指出，"我们应该认识到，防御与阻抗的过程不仅仅是出现在内部精神之中，也出现在两人关系的背景之中。因此，交流的过程和建立关系的过程也应得到重视"。

分析师提供恰当的环境极其重要。精神分析治疗不是简单地提供潜意识向意识转变的过程，也不是简单地增加病人自我的强度和自主性的过程。至关重要的是，在分析师所提供的设置中，分析过程可以发生，自体分裂的各个方面的连接被重新建立，这些方面原本是相互对立的。赖克罗夫特（Rycroft，1985）指出，分析师提供这样设置的能力不仅仅取决于给予"正确"解释的技术，也取决于分析师保持对病人的长久兴趣和维持与病人的关系的能力。

第 3 章

治疗联盟

我们在第 2 章提到，病人与医生的关系在近年来受到了很大的重视。许多精神分析的概念被使用，以规范对此关系的各种看法，其中一个来自原文本、其使用已超出原来意思的最常用的概念为移情（transference）。目前，该词在各种场合被经常地广泛使用——在一般意义上，它几乎成为"关系"的同义词。我们将在第 4 章及第 5 章里对此概念作非常详细的讨论。

在临床精神分析中，经常要区分"移情特性"与另一种用来反映病人与治疗师关系的、被称为"治疗联盟"、"工作联盟"或者"处置联盟"的概念——即病人与分析师之间为保证治疗工作的成功而需要存在的联盟 [柯蒂斯（Curtis, 1979）；伊格尔（Eagle）和沃利茨基（Wolitzky, 1989）；弗里德曼（Friedman, 1969）；吉特尔森（Gitelson, 1962）；格林森（Greenson, 1965a, 1967）；久塞尔（Gutheil）和黑文斯（Havens, 1979）；坎泽（Kanzer, 1981）；Loewald, 1960；Stone, 1961, 1967；塔拉乔（Tarachow,

1963）；蔡策尔（Zetzel，1965）]。其他不同于"联盟"的术语也被使用，如费尼切尔（Fenichel，1941）写成"合理的移情"，在斯通（Stone，1961）则为"成熟的移情"，在格里纳克（Greenacre，1968）则为"基本移情"，在科胡特（Kohut，1971）则为分析师与病人之间的"理想关系"。蔡策尔（Zetzel,1958）作了如下的描述："众所周知，除了移情性神经症外，成功的精神分析需要一种持续、稳定的关系作为核心，在移情性神经症中，当唤起的冲突将异常的欲望和幻想带入接近于意识的层面时，病人能够对分析任务保持以正性为主的态度。"

该概念也以病人与治疗师之间的"治疗合同"形式而为人熟知 [门宁格（Menninger，1958）]。这被定义为"病人与治疗师之间非神经症性的、合理的、理性的和谐关系，这一关系使病人能够在分析情景有目的地工作" [格林森和韦克斯勒（Greenson & Wexler,1969）]。根据已有的发展，治疗联盟的概念不是简单相当于病人意识上想转好的愿望，两者并不相同。我们还会在以后回到这一话题。就精神分析情景而言，认识到治疗联盟与其他对病人－分析师交互关系的描述（如移情）的区别，可以进一步加深对发生在这种情景中的过程，特别是那些导致治疗成功与失败情形的过程的理解。当然，对精神分析来说，其他的治疗方法也一样,治疗的恰当形式一旦确定,对发展治疗联盟能力的评估便显得十分重要。

虽然弗洛伊德从未将治疗联盟看作重要概念，但这种思路可以追溯到其早期的著作中（1895d），他说：

"我们使病人成为一名合作者。"他的著作的许多地方涉及这样的合作。弗洛伊德在1937年写到"分析性情景存在于治疗之下，我们自己与他人的自我结成的同盟之中

(1937c)。"他还进一步对分析师与病人之间的"合同"作了描述。最后，在很晚期的著作中 [1940a（1938）]，弗洛伊德写到："分析医生与病人弱小的自我，都建立在真实的外部世界之上，所以他们必须将他们自己结合起来，形成抵御外敌的共同体，对抗来自本我的本能性要求及来自于超我的良知性要求。我们相互缔结合约……让其自我重新掌握其失去的精神生活领地的主权。这种合约便构成了分析情景。"

与病人和分析师之间的治疗性"合约"的思路相比较，现在我们所说的"治疗联盟"，源于弗洛伊德对一般移情概念的描述，故不易与其他移情因素区别开来。在其早期关于技术性的著作中，弗洛伊德将移情一方面分为正性移情，另一方面则为负性移情（Freud, 1912d, 1912e）。首先，正性移情可被区分为友好或爱恋的移情（对此病人自知）；而另一种移情代表着重现，可能是童年具有性色彩关系的变异形式。后一种移情不能被正常地回忆起来，更多情况下病人通过分析师对其进行了重新体验。这种正性移情与负性移情一起，能发展为针对治疗的阻抗。正性移情中友好的及爱恋的成分被描述为代表着"精神分析获得成功的手段，正如它在其他治疗方法中一样"（Freud, 1912d）。

此后不久（1913c），弗洛伊德对精神分析工作可以全面开始前所需建立的"有效性移情"的必要性进行了论述。他认为等待是必要的，"直至病人产生有效的移情，并跟病人形成一种恰当的和谐关系。即治疗的首要目的是让病人感觉到他与这种关系及与医生其人是连在一起的"。主要的区别在于：一方面，病人所具备的与医生建立友好的和谐及从属关系的能力；另一方面，在治疗的基本框架内，可能出现被唤起的、可能成为治疗过程阻力的感情与态度。事实上，弗洛伊德将"移情"的术语用于描述"友好的和谐"，也同时用于移情，这给后来的文献带来了混淆，有些作者仍错误地把"正性移情"这一术语称为治疗联盟。指向分析师的热情和爱恋的感情不总代表治疗联盟的存在。

我们也许可以将有别于某种移情的治疗联盟概念的具体表现，与精神分析"自我心理学"的关于发展的观点联系起来。这种精神分析的思想在精神建构的"结构"模式形成后得到发展（Freud, 1923b, 1926d）。在该建构中，自我的概念得以确立，自我作为人格的一个组成部分，需要应对外部世界、内在良知（超我）以及本能性的驱力。精神分析的作者们 [如哈特曼（Hartmann, 1939, 1964）；安娜·弗洛伊德（Anna Freud, 1965）] 发展了自我的功能和属性的观点，认为其相对独立于驱力（"自主性"的自我功能），众多描写不同形式的治疗联盟的文章显示它们使用了这样的自主性的功能和态度。

弗洛伊德之外的其他学者对治疗联盟看法的发展，见斯特巴（Sterba, 1934, 1940）的两篇文章，他强调了分析师分开病人专注于现实的部分与不专注于现实的部分的必要性，他称此为"自我的治疗性分离"（1934）。自我的专注现实的部分使病人能够认同治疗目的，斯特巴认为这是成功的精神分析工作的主要前提。斯特巴继承了弗洛伊德的观点，即在一个成功的治疗中，病人需要利用其对自己的观察能力，把自己看作好像是另一个人。对于这一点，费尼切尔（Fenichel, 1941）称其为病人的"合理性"方面，以及"合理的移情"。在精神分析文献中对这一概念进行追踪，有理由证明"友好的移情"、"有效的移情"、"专注现实的部分"、"合理的移情"，以及自我观察和自我批评能力,常常被认为是同义的,而这些称谓若在以治疗联盟形成的大体称谓中,以分开的形式使用意义更大。有关广义的"联盟"范畴成分的考虑可以见弗里德曼(Friedman,1969)、迪克斯(Dickes,1975)、久塞尔(Gutheil)和黑文斯(Havens,1979)、托梅(Thom)、克歇莱(Kaechele,1987)的文章。

从伊丽莎白·蔡策尔(Elizabeth Zetzel,1956)所写的一篇重要文章开始,精神分析的作者增加了对治疗联盟和"恰当的"移情的区别的关注。在以后的出版物中,即在格林森(Greenson,1965a,1967)与格林森和韦克斯勒(Greenson & Wexler,1969)的作品中,表现出来的趋势显示治疗联盟的核心为病人与医生所形成的"真实的"或"非移情性"的关系。然而,这种"真实的"关系的本质尚未完全清楚。朔沃尔特(Schowalter,1976)指出,由于"通常的看法是,在对成人进行分析的情景中,为了逃避因移情而产生的阻抗的打击……部分病人-分析师的关系必须是相对来说非神经症性的,并能经常集中在治疗的持续与完成上。关于如何区分……这一来自于移情残余部分的客体成分,仍然还不清楚"。

近年来,众多的分析师,特别是布伦纳(Brenner,1976,1979),开始对治疗联盟概念的正确性提出质疑,他们认为这个概念实际上不能与移情区分开来。福纳吉(Fonagy,1990)指出,过分强调分析师-病人关系中的移情方面,可能导致关系的混乱,并会将其置于分析性观察之外。作为一种结果,我们可能"在不经意中剥夺了自己理解基本关系中潜意识的内在精神性冲突的机会"。虽然完全摒弃这一概念还不令人信服,但柯蒂斯(Curtis,1979)提出要关注"将注意力从潜意识中内在精神性冲突、自由联想和对移情、阻抗进行解释的核心性分析概念移开的危险性"。他进一步讲到,"这种危险性尤其在于将治疗联盟本身视为最终目标的倾向——为了提供一种新的和正确的客体关系——而不是作为达到分析阻抗和移情的目的的手段"。

治疗联盟的概念在其开始被引出时的不同形式上显得相对简单,尽管如此,我们仍需要考虑这样的事实,即当我们对之进行考察时发现,它有意识和潜意识两方面的内容[埃文斯(Evans, 1976)]。因此,一个病人会对治疗有敌意,对分析工作显示出很强的阻抗(见第 7 章),但这也可能隐含着接受分析的潜意识欲望。与此相反,索德雷(Sodré, 1990)指出,还可能有潜意识的反治疗联盟存在,其中"潜意识需要重复或维持婴儿性幻想,并可能被保留下来,这不仅仅取决于病人心理病理的严重程度,也取决于在希望获得理想性无限期分析的病人和认同(病人的)……对发生变化的极大恐惧的分析师所结成的潜意识性联盟,这导致在潜意识中避免正视分析关系中的某些方面"。

诺维克(Novick, 1970)也感觉到类似的危险性。他指出,"治疗联盟"术语的使用,引起了对分析的合理方面过分关注,而忽略了分析的不合理方面。伊格尔和沃利茨基(Eagle & Wolitzky, 1989)也有类似看法,他们认为,对联盟的强调可能会妨碍通过解释和领悟来解决移情。他们认为,这类强调可能使分析师在分析治疗中过分地重视非解释因素的作用,其后果是他将对移情的表现缺乏敏感。很显然,过分将重点放在治疗联盟上,可以与病人一起达到避免产生敌意的移情的目的。

在梅勒妮·克莱因(Melanie Klein)及其追随者[约瑟夫(Joseph, 1985);梅尔策(Meltzer, 1967);西格尔(Segal, 1964)]所发展

的技术中，治疗中所有病人的交流和行为都倾向于被当成和解释为婴儿期态度和感情的转移，或者是病人内在客体关系外化的结果。并非所有克莱因学派的成员均持此观点。比昂谈到小组中的"任务相关性"（1961），这可能隐含了我们在"治疗联盟"的题目下所讨论过的观点。斯皮利厄斯（Spillius，1983）注意到近年来克莱因学派在技术上发生的改变，在我们看来，这种改变使其更加接近在更"经典"的传统中发展起来的精神分析技术。

除了"联盟"不能被准确定义的事实外，还有一个显著的表现，即将它从病人与其医生关系的其他方面区别开来，但这本身不足以形成精神分析治疗成功的基础 [阿德勒（Adler，1980）]。后面所说的移情的反面包括原本指向病人过去重要对象的爱或性的感情复苏，在极端的情形下表现为病人爱上治疗师。它们也包含了对治疗师的理想化，即他被视为完美无缺或无所不能——这种理想化可能用来作防御性伪装和否认潜意识中敌意的感情。如果病人感觉到失望或其隐藏的敌意变得太强，则理想化可以被打破（经常是戏剧性地迅速）。发展治疗联盟的能力可以被视为利用个性中已经变得相对稳定部分的特质。在事实上，由于这些特质可能与儿童早期关系中成功方面的发展有关，它们在很大程度上独立于被定义为"移情"的那些感情或态度之外。

所以，治疗联盟可被认为是："基于病人对合作的意识与潜意识的愿望，以及其接受治疗师的帮助以克服其内在困难的准备状态。这与简单地参与治疗以获得快乐或其他满足形式不同。在治疗联盟中存在一种（来自病人的）接受涉及内在问题，以及面对内部（特别在儿童）或外部（如家庭）阻抗而开展分析工作的需要。"（Sandler等，1969）

显然，该观念也必须涉及埃里克森（Erikson）所说的"基本信任"（1950），指基于婴儿在出生后第一个月的安全性经历而形成的对人和世界的基本态度。这可能与婴儿和其最初客体之间的早期"联盟"的逐渐内化有关[斯特恩（Stern，1985）]。"基本信任"特质的缺乏被认为可导致不能建立完整有效的治疗联盟，如一些特定的精神病病人和其他在儿童期经历严重感情剥夺的病人。埃里克森（1950）这样说道："在心理病理学中，基本信任的缺乏可以在婴儿精神分裂病人中得到最好的研究，同时这种信任的薄弱也能清楚地在成人精神分裂症和抑郁症的人格中见到。已经发现的是，信任状态的重建是治疗这类病人的基本要求"（这里应该指出，埃里克森所提出的"婴儿精神分裂症"的说法目前已经不用了。我们可以将其理解为现在的"婴儿精神病"或"孤独症"，以及多相被剥夺儿童的严重的人格障碍。而且，埃里克森所谓成人"精神分裂"性人格，就是后来广为人知的"边缘"状态）。

有一点是清楚的：治疗联盟不能简单等同于病人想转好的愿望。这类愿望肯定会有助于治疗联盟，与此同时，它也可能因为对治疗不现实的甚至是神奇的期望——这是治疗工作中的不可靠的联盟。显而易见的是，如果对康复的不恰当的愿望是治疗联盟的惟一基础，那这些病人在感到其症状有一定程度的缓解时就会中断治疗。这样的病人一旦症状减轻或消失，就失去了任何想弄清导致他们疾病原因的欲望。康复也可能表现为"逃入健康"，如果治疗联盟在这些情况中仅仅建立在希望症状缓解的基础之上，而没有继续精神分析治疗的恰当的基础，那么病人甚至可能从他自己的历史中知道，其症状的缓解只是暂时的。我们可以总结说，被精神分析师最常提到的话题的内容（将自己视为他人的能力、对一定数量的挫折的耐受力、一定程度的"基本信任"的存在、与治疗的目的认同，等等），在某种程度上是本质的问题。

区别病人建立和维持治疗联盟的能力与指向治疗师和治疗的正性情感是困难的，在治疗的开始尤其如此，指向治疗师和治疗的正性情感来自其他资源。如我们已经指出的，明显的对治疗师的尊重甚至喜爱，以及初始参与的愿望，并不一定表明病人做好了继续治疗的准备。这在那些只是为着安慰其亲属甚至全科医生而寻求帮助的病例中表现得尤为明显，而一些人从事精神分析是因为这是精神分析或心理治疗培训的必要部分[古特尔森（Gitelson，1954）]。一般地说，在开始时重要的是测定：①病人是否有建立联盟的能力；②病人是否在分析的过程中可以产生足够恰当的动机来建立联盟，使他能够承受治疗的压力和张力。

格斯特利（Gerstley，1989）等作者强调了评估病人建立治疗联盟的能力的重要性，格斯特利认为，建立治疗联盟能力的评判，是反社会人格障碍病人的重要预后指征。

然而，在所有的情形中，评估可能的治疗联盟，都显然是判断精神分析治疗预后的重要因素，所以大多数精神分析师一般不会对有明显精神症状的病人做分析，因为这样的病人在当时显然不具备与治疗师进行分析性和建设性的工作的能力。有些分析师对所谓的边缘性病人的工作持保留态度。E.R. 夏皮罗（Shapiro）、R.L. 夏皮罗（Shapiro）、齐讷（Zinner.）、贝科维茨（Berkowitz，1977）和加巴德（Gabbard，1988）等对边缘状态下治疗联盟的变化无常进行了讨论。不过，也许治疗指向了这种能力的形成上。

在过去，分析师常常使用一种分析的"试验阶段"，在此阶段后就能作出是否继续的共同决定。决定的作出部分取决于在试验阶段中所观察到的此时病人建立治疗联盟的能力。相类似的，安娜·弗洛伊德在她的早期著作中（1928）提出做儿童分析的"导入阶段"（introductory phase），在此阶段中，儿童了解到治疗的思路，并与分析师结成联盟。安娜后来放弃了特定的分析前导入阶段提法。霍费尔（Hoffer W 与 JS 的个人交流）提到"引诱病人进入治疗"。莫根撒勒（Morgenthaler F，1978）也有本质上类似的观点。

有时，不合理的动机可以帮助治疗联盟的发展。例如，一个病人可能与其兄弟有很强的竞争，他在分析中的努力是为了比他的竞争对手更成功，这也包括分析上的更加成功。此时病人的竞争性也是同时需要被理解的分析材料，所以可以暂时地促进分析工作的进程。

治疗可以满足病人隐藏的欲望（如依赖、关注和爱，甚至受虐）。其结果是病人坚持多年的分析治疗而毫无终止的倾向，症状也没有明显改善。另外，有的人的人格中有很强的偏执倾向，极度地"不信任"，仍能与治疗师建立某种形式的治疗联盟，通过某些方式他们认识到他们需要帮助，从而将治疗师作为一种例外。

尽管治疗可以在不是很强的治疗联盟下开始，通常某些治疗性"合同"的形式对治疗的开端是必要的。一个治疗联盟，在理想的情况下，也可能在治疗过程中发展，促进这种发展是精神分析师的一个主要工作。这种保证可以造成与病人持续和规律的交流。它也包括分析师给病人对发展一个恰当的治疗联盟的阻抗所做的解释。后一种情况的一个例子是，分析师解释病人由于对自己被动服从的恐惧，所以不允许自己在分析工作中完全合作。尽管这种阻抗有多方面的原因，从效果上来说，它表现为一种对联盟的阻抗，虽然如此，我们也可以视其为一种对发展中的性移情的阻抗。另一个对发展恰当治疗联盟产生阻抗的例子是，病人非常害怕分析情形造成退行的诱惑。在分析情形下，多数病人可以忍受一定程度的退行，而有些病人害怕一旦"顺其自然"，他们就会完全婴儿化，并失去对他们的思想和行为的控制。对病人恐惧的解释可以帮助他们处理这种情况，从而使恰当的治疗联盟得到进一步发展。

治疗联盟不仅仅是病人的一种功能，具有个人风格的分析师的技巧，在其发展中也扮演着重要角色 [朔沃尔特（Schowalter, 1976）]。分析师越是能够以蕴含丰富情感的方式表达出对埋藏在病人潜意识中防御性成分的容忍性，他就越能够显示病人防御行为的尊重，治疗联盟就越牢。作为结果，病人可能会将治疗师的容忍态度内化，他对过去自己所不能接受的想法也变得具有更大的宽容度了 [J. 桑德勒（Sandler）和 A·M·桑德勒（Sandler, 1984）]。

就这点来看，这种提高了的认识，正如斯通（Stone, 1961）所指出的，是分析过程中需要的"基本友好的"或"人性化的"特质，沙弗（Schafer,1983）称之为"安全的氛围"。罗思斯坦 [（Rothstein），在奥金克洛斯（Auchincloss）1989 年报道] 指出："这就是分析师对病人行为的态度，其重要性超过在分析情景导入阶段的任何重要的特定常规性指标。"他接着说："在导入阶段，做出调整以适应特殊的阻抗，这种灵活性可以促使一些病人进入分析性体验。如果分析师坚持分析要以特殊的形式开始，就会失去很多潜在的能接受分析的病人。"

治疗联盟不应该被认为在分析治疗中是始终一成不变的，部分是因为它是在分析过程中建立的，经常会因为病人的阻抗而减弱，因为正性情感的发展而增强。治疗中强大的退行表现可以完全破坏它 [迪克斯（Dickes, 1967）]，带"色情"色彩的移情可使其减弱甚至消失（见第5章）。

奥芬克兰茨和托宾（Offenkrantz & Tobin, 1978）指出了自尊的丧失与羞耻感在阻碍治疗联盟中的作用："……病人经历着需要其他人帮助的羞耻。他们处理这种羞耻的方式，是他们是否准备好接受与分析师的依赖关系的关键因素。"

兰斯（Langs, 1976）提出了"治疗性错误联盟"（therapeutic misalliance）的概念，指的是在治疗关系中意识或潜意识层面的交互作用，其目的是破坏精神分析或心理治疗目标，或者只是改变症状，而不是内省和内心的建设性的改变。诺维克（Novick, 1980）将其描述为"负性治疗联盟"，这种联盟的动机是，"接受分析或治疗的潜意识欲望是为了使分析师遭到失败……从而维持对爱着的、爱过的和无所不能的母亲的理想化形象。这种方式是通过将自体和客体的部分负性投注以外化和转移的方式持续地投射到分析师身上而实现的"。

这一观点可视为与特定形式的负性治疗反应的潜意识动机有关（见第8章）。有必要指出的是，"负性治疗联盟"是一个不让人满意的术语，因为联盟不是在一定程度上存在，就是缺如。诺维克所指的应该是"假性联盟"，是隐蔽在潜意识中的对分析工作的阻抗。这种假性联盟只有在分析师合谋的情况下才可能出现 [戴维斯（Davies, 1990）；索德雷（Sodré, 1990）]。

基于对儿童分析的经验，桑德勒、肯尼迪和泰森（Sandler, Kennedy & Tyson, 1980）指出，至少可通过两种途径达到定义治疗联盟的目的。第一是将联盟视为一个广义的、描述性的、庞大的概念，它包含了在阻抗和有着敌意移情的阶段，使病人维持治疗并能够留在那里的所有因素。第二是将它视为一个狭义的概念，特别与病人对疾病的关注和他想对之做些什么的意识与潜意识上的需求有关；与此相联系的，是病人忍受面对内心冲突所产生的后果和痛楚的能力。在广义的定义下，治疗关系——只是在一定的时间内——可以主要通过本能因素的满足而保持下来，如对分析师的爱或客体饥饿。这些方面可视为治疗联盟中的本能或者"本我"成分。但是，在狭义的定义中，治疗关系也需要建立在自我成分的基础之上。理想的情形下，分析中治疗师应该对"此时此地"存在着的治疗联盟的不同成分，以及联盟的不同成分在强度、构成和稳定性方面的波动保持敏感。

尽管事实上不同的临床情形下存在着不同的临床"合同"（Menninger 的术语），但是，即使没有实质上的修正，治疗联盟的概念也显得很容易超出精神分析的范围。不能从一个需紧急医学治疗的昏迷病人那里要求获得治疗联盟。在其他极端的情况下，治疗联盟对冗长的康复过程的成功十分重要。在很多治疗情形下，将此概念延伸至包括病人家庭或其他的环境成分的能力和态度可能十分有用。就像在病人和分析师之间的治疗联盟是必要的一样，在那些病人自己不能承受治疗重负的情形中，这种（治疗联盟概念的延伸）也同样必要。这尤其见于儿童治疗中，与孩子的父母形成治疗联盟是绝对必要的。在对门诊的精神病人治疗时建立一种"延伸性"的联盟也是必须的，即不管治疗形式是怎样的，病人家庭的合作能够保证病人参加治疗。

对健康态度的改变和对自愿原则的接受，不可避免地将重心不仅仅放在病人对其疾病的内省能力的评估上，也要放在病人与他的治疗师建立治疗联盟的能力上。这对精神病病人及那些在过去被称为"精神病理"的或患过"严重人格障碍"或"性格障碍"者尤为重要。

在医生-病人交互作用的初始阶段，对病人建立治疗联盟能力的评估，必须含有障碍严重程度的诊断特征，以及与治疗方法相关的预后的估计。在那些被判定应该接受心理治疗的例子中，对病人在长期的、耗时的，而且常常是痛苦的过程中的耐受力，以及与治疗师的合作能力的临床评估，显得至关重要，治疗联盟的概念，或者治疗联盟的潜力的概念，都是有价值的。向内科医生介绍如何评估病人发展一种持久治疗联盟的能力和动机是有益的，这可以有助于治疗的进程。但是，即使是在那些心理治疗不成问题的情形下，治疗联盟的概念对判断病人参与治疗情景的特点，以及在此情形中他与治疗者关系的特点也很有帮助。当然，在生活环境调查中，社会工作者在暗中也评估咨客（或咨客与他的家庭）与自己形成治疗联盟的状况。很自然，治疗联盟受到治疗情形的需要及特别机构的工作方式的影响。例如，只要一个机构提供经常的服务，一些咨客就能够保持治疗联盟；但若机构不主动缔结合同，治疗联盟就不可能维持。特别的和有趣的问题出现在缓刑犯人身上，他被要求有规律地拜访主管缓刑官员。在某些案例中，强制性的要求有助于治疗联盟，但在另一些案例中，则可能导致"假性联盟"的产生。

第4章

移 情

移情的概念只能根据其历史的发展才能对其达到完全的领会,现有的不同精神分析学派倾向于强调对术语理解的不同观点。移情现象被精神分析师视为其治疗的核心,而且该概念也广泛地在精神分析以外的场合作为试图理解一般人类的关系而被运用。将与术语有关的不同意义分开来考察,似乎对考察其目前和可能的运用很有必要。

弗洛伊德在报道尝试对其病人进行言语联想时,首次提出了"移情"的术语(Freud,1895d)。这种治疗方法的目的为:主要通过病人的联想和情感反应,使他发现在其现有症状和感情方面与过去经历方面的关联。弗洛伊德假定意识中对"过去经历"的联想(及与其有关的感情)为神经症发生的主要原因。他指出了在治疗过程中病人对医生的态度在发生着变化,而且这种涉及强烈情绪的变化可能导致言语联想过程的中断,常产生治疗中实质意义上的阻碍。他评价说"病人发现她将在分析内容中产生的痛苦念头以医生为赋型进行了转移，她为此而感到恐惧，这种情形是常见的，实际上规律性地出现于一些分析中"（1895）。这种感情称为"移情"，弗洛伊德称此为存在于对代表早期对象有（经常与性有关的）欲望的个人与医生之间的"错误的联系"。与过去欲望（已经排斥于意识之外）有关的感情产生，并在现时以一种"错误的关联"而被体验。鉴于此，弗洛伊德对病人发展及其对医生的神经症性联系的倾向进行了讨论。

在10年后发表的一篇文章中[Freud, 1905e (1901)]，"移情"的术语再次在精神分析治疗场合的情形中被使用。

> 弗洛伊德提出疑问："什么是移情。移情是在进行分析的过程中产生的冲功与幻想新的样式或翻版；不过它们有这样的倾向，即将早期的某些对象以医生其人进行替换为特点。换句话说，全部系列的心理经历被唤醒，它不属于过去，而是在现时反映至医生其人的身上。有些移情有与它们的模式不同的内容，不管如何排除替代，这种情况——保持相同的隐喻——只是新的印象或翻版。其他则多以精巧的形式进行了组合；这些内容从属于适当的影响，即巧妙地在医生的角色那儿充分利用了一些真实的特点，或在类似的环境中达到上述利用。这样，就不再是新的印象了，而是经修正后的样式。"

尽管在很早移情就被作为一种能对分析工作产生阻遏或"阻抗"（见第7章）作用的临床现象，但在数年后（1909d）弗洛伊德指出，移情对分析不总是起阻遏作用，它也可成为"不仅仅使病人，而且使医生坚定信念的成分"。这是首次指出移情具有治疗性的意义。应该指出的是，弗洛伊德始终将对移情的分析作为技术方法而与"移情-治疗"区分开来，在后者，病人似乎症状消失，为其所有感情和欲望指向并为取悦于分析师的一种结果（1915a）。从这个意义上来讲，"移情-治疗"概念必须与"逃入健康"的概念区别开来，为阻抗的一种不同类型，病人的症状消失（至少暂时性）是以阻抗为目的，病人藉此宣告无需进一步治疗，因为他已经正常了。

弗洛伊德（1916，1917）指出，"病人的移情从治疗的开始就产生了，而且在它的发展中暂时性地具有最强的动机"。现在看来，弗洛伊德当时所用的术语包含了众多不同的现象，尽管这些现象都具有重现过去感情，并将其指向现在的特性。1912年弗洛伊德提到与"负性"移情相对的"正性"移情，并进一步将正性移情区分为对治疗工作有益和有阻遏作用的类型。负性移情指对治疗师有敌意性感情的移情，典型的形式则可在妄想中见到，然而在所有的病人那儿，轻度的负性感情形式可以与正性移情共存。这种共存的形式保证了病人采用能保护自己的那种移情类型，以抵御另一种类型具有干扰性的产生。因此，病人可能会采用由其对分析师移情而产生的敌意作为一种在绝境中保持良好感觉的办法。此时病人选择了其两难情结中带有敌意的一面保护自己，以抵抗指向分析师的正性（通常带有性性质的）欲望的产生和威胁。进一步地说，那些产生了的正性移情的念头，从治疗开始就与在治疗过程中产生的具有性的移情有本质意义上的差别（1912b）。如前面已讨论过的，前一种形式可被视为治疗联盟的一种成分（见第3章）。

弗洛伊德设想病人移情所独有的特点是由病人神经症的特殊表象演变而来，它们并非简单地为分析过程的结果。这种现象在所有病人那儿都很普遍（1912b）。当移情神经症的概念被提出来后（Freud, 1914g），病人移情的特殊性就具有了进一步的含义。这强调了作为神经症主要组成部分的早期关系中所使用的方式，也塑造了病人指向精神分析师感情的主要模式。

弗洛伊德描述道（1914g）："只需证明病人对分析的必要条件所表现出的充分妥协态度，一般地说我们就可以成功地将所有疾病的症状释义为新的移情意义，并用可以被治疗工作所治愈的'移情神经症'来取代他所患的神经症。这时，移情就通过由一方向另一方的转换，在疾病和真实生活之间形成了中介区。新的条件取代了疾病的所有表现，然而它也代表了非常接近我们干预宗旨的一种人为性疾病。它是真实经历的一部分，但同时也是在特别有利的环境下所形成的部分，它具有暂时的特点。"

"移情神经症"的概念在弗洛伊德对病人在分析情形下进行评价时，作了进一步的扩充（1920g）："如医生所愿见到的那样，在启发下，压抑的材料以同期的经历加以重复，以取代回忆那些属于过去的东西。这种表现为不那么情愿的精确形式而再现的内容，常常带有主观上婴儿性生活的某些成分，在移情的情形下，在病人与医生的关系中，以固定不变的形式表现出来。若情况达到上述阶段，则它可以说早期的神经症已经为新的'移情神经症'所取代。"

特别不恰当的是，弗洛伊德所指的"移情神经症"与他在整个精神障碍课程中——即所谓的"移情神经病"，指那些可以观察到移情现象的障碍——所提到的称谓太过接近。在弗洛伊德的早期著作中，反映出这些术语能与移情现象还不具备发展条件的"自恋性神经病"区别的想法。然而，多数精神分析师现在认为移情现象在两组病人中均可发生。

以同期移情为表现形式的对过去的重复，弗洛伊德视其为所谓"重复性强迫"的后果。对重复性强迫的命名并不恰当，因为它隐含着人们倾向反复重复早期（通常是儿童时期）模式的观察的意义。这就是为何精神分析师们在解释原则上倾向于采用描述性的概念。进一步地讲，重复的倾向在精神病学术语中不是"强迫"，它也不是一种弗洛伊德在本能性驱力（利比多）意义上的"驱力"所致的重复，恰当而言，它应该表述为"在压力下的重复"。

旨在将今后的发展包括在考虑范畴内，有必要指出，移情概念的建立正值弗洛伊德及其同事着重形成精神结构的想法，并将其以本能驱力和被认为是驱动它的能量以各种术语的形式加以解释的时期。弗洛伊德将对指向过去一个重要对象的性的欲望，解释为性驱力的能量（利比多）在人的形象上（利比多客体）的投注。移情作为一种病人所不能觉察到的过程，被认为是由对原来客体记忆上的利比多向分析师身上的转移，后者成了病人性欲望的新的客体。

对分析中移情渐增的强调与自我心理学的发展一道扩展了移情的含义。精神分析的作者们尝试重新定义并扩大概念，以使获得对临床想像的清晰理解，也利于将移情的概念与其他精神分析理论的发展相融合。移情概念的扩增历史为发生问题的典型例子，即在精神分析的早期阶段发展来的概念，即使有了新的理论上的意义，它仍保留原来的形式。

安娜·弗洛伊德在她的《自我与防御机制》（1936）一书中提出：根据它们的复杂程度对移情现象加以鉴别。她区别为：①利比多冲动性移情，即在婴儿性客体的本能驱力在分析师个人身上的发作。②防御性移情，即针对驱力以往的防御方式的再现（Sandler 等，

1969）。后者的例子为对病人分析过程中，出现了针对分析师具有挑衅性拒绝的态度，代表病人在其童年时因害怕爱的和产生感情的感觉，会导致其陷入危险而加以抵御的移情。这种类型将弗洛伊德早期简单的关于"防御性"敌意的想法加以延伸了，不是儿童防御形式的重复，即一种自我功能模式的重复，而是对抗因正性移情出现的后果，旨在保护个体而以现时性敌意感情方式的呈现。

安娜·弗洛伊德也在《移情时行为》一文中，就病人在日常生活中移情过强和过多的情形作了描述。不过，在治疗过程中产生的、针对分析师的感情和欲望，也可以在病人现有范围内的其他人身上反映出来。"移情的行为"的概念与见诸行动很接近（见第9章）。在同一时期，安娜·弗洛伊德增加了她视为移情亚型的特别分类，她当时认为这应该与移情作一定的区分。她在这儿指的是"外化"（externalizition），即有负罪感的病人在意识上无折磨感，相反，他们期望分析师有羞耻感。这种人格结构的外化（如超我）被认为与病人童年关系（如与一个惩罚性的父亲的关系）的重复不同。外化的另一个例子，为病人相信或害怕分析师有惩罚他的想法，这种想法的基础为外化，或在这种情况下通常为众所周知的原因，病人自己带有对分析师性的感情的外化特殊类型"投射"。"外化"的成分是病人现有潜意识中性的欲望，从某种意义上来讲，为病人"本我"的想法，故不一定要视这种外化为婴儿性利比多冲动的重复，也非儿童期防御方式的重复。有趣的是亚历山大（Alexander，1925）和弗洛伊德 [Freud，1940a（1938）] 都建议精神分析师要"接受"扮演病人的良知（超我）的角色，并视之为治疗过程的重要部分。

后一类安娜·弗洛伊德对人格的结构部分的外化和移情的"恰当性"的区别，没有在系统上说服后来的学者，事实上"外化"的不同类型已倾向于被归纳入一般的移情概念中。

我们已经指出,在精神分析过程中存在一种扩大移情概念的强烈倾向。这可以部分地在所谓精神分析的"英式学派"中,找到代表着精神分析的这两种趋势。这种发展的第一种形式由詹姆斯·斯特雷奇(James Strachey,1934)提出,精神分析治疗中惟一有效的解释为移情解释。人们曾认为这必须与将被认为是形成病人最突出的超我特点的"最初内部投射的形象",移至分析师身上的投射过程有关。强调移情解释的后果为,许多受到斯特雷奇观点影响的分析师试图尽可能多地在移情术语内找到他们的解释,以增强他们的干预效果。斯特雷奇指出,如果病人将分析师内投射为其最初内部投射的形象,则分析师就不再是病人真实生活中所遇到的某个人了,而是一个"幻想的客体"。斯特雷奇将根植于病人内心的最初想像视为正常发展过程的一部分,为保留着潜意识精神生活活力的成分。

第二种趋势以梅勒妮·克莱因(Melanie Klein)的理论性工作为代表(1932),她通过对儿童的分析工作得出印象,即所有以后的行为多半是一种她认为孩子在出生后第一年所获得的关系的重复。这两种趋势的综合产生了一种倾向,一些分析师视所有病人表现的交流,均反映着其极早婴儿期关系的移情,他们避免对那些不是移情的成分进行评议。蔡策尔(Zetzel,1956)对这一想像进行了充分的讨论。

许多其他分析师对从新的视角上来看待移情概念的发展起了作用。比如爱德华·格洛弗(Edward Glover,1937)就强调,"恰当的移情概念必须能完全反映个体的发展,他(病人)不仅仅在情感和想法上发生了错位,他也在其精神发展中将以往所学过或遗忘了的所有成分在分析师那儿发生了错位"。在这早期阶段有些作者将移情的概念扩充到精神分析的情景中，而其他（由于不接受病人对分析师的关系中的所有观念应该视为移情的看法）则与弗洛伊德认为的移情普遍存在的看法一致[1910a（1909）]，他们认为移情应该视为一种普遍的心理现象。

因此，格林森（Greenson，1965a）描述到："移情是对代表着现时的个人感情、驱力、态度和幻想的体验，这种体验对该人是不恰当的，是一种对来自早期童年特殊人物反应的替代。决定一种反应为移情必须具有两个特点：它必须是来自过去的重复，必须是对现时的不合适。"

这种定义显然已经超出了弗洛伊德原来的主张。比如，它可能包括了已经成为病人性格一部分的对他人反应的习惯方式（如对权威畏惧的倾向），而这可能会被认为是不合时宜的。这种"性格移情"的现象（Sandler A－M 等，1969）与在精神分析工作过程中产生的，在治疗开始阶段尚不清楚的对分析师的感情和幻想性移情不同，后者是在治疗情景下应运而生的。

由于相信移情概念的扩大和延伸所带来的混淆会大于进一步的澄清，许多精神分析师提倡回到有限制性概念。因此，韦尔德（Waelder，1956）建议移情应该限于与经典精神分析情景一致的情形。他说："移情可能应看成一种病人在分析情景下，以及在与分析师、环境和其儿童幻想的关系间重新挖掘和重演的一种尝试，所以移情是一种退化过程。移情的发展为分析性的实验条件，即分析情景和分析技术所带来的结果。"后来，在对移情概念有着不同倾向的全面讨论中，洛伊温斯坦（Loewenstein，1969）作出了类似于"在分析以外的移情显然不能苟同于因分析过程和在此过程中出现的移情的特征性术语"的结论。洛伊温斯坦有这种看法是基于他对分析中两种移情观点的认识，即移情为阻抗，移情为发现和治疗的工具，它只存在于分析情景中而不可能见于其他场合中。现今许多精神分析师已经不接受韦尔德和洛伊温斯坦提出的移情有限制的概念了。尽管理解提示这种限制的动机是可能的，即注意扩大和滥用术语的增加倾向，移情的概念只应限制在精神分析情景下的观点本身不足以服人。显然，在精神分析治疗情景中可以出现的现象，同样也可在其他场合下发生。事实上，弗洛伊德（1912b）曾说过："在精神分析时产生的移情较其他场合下要强烈是不符合事实的。在对神经病病人进行非分析性治疗的场合下，我们观察到移情的产生最为强烈。"不过，经典的分析情景似乎证明了它有利于移情的发展，并能使现象以相对未受污染的形式得以考察。

毋庸置疑，社会文化因素介入了移情发展的途径。比如说，分析师的性别显然就明显地、至少能决定移情因素以如何的序列发生。关于性别的讨论在近年受到了较大的关注，这可能受到女权运动的影响[如拉斯基（Lasky,1989）；莱斯特（Lester,1985）；珀森（Person,1983）；赖和韦尔斯（Wrye & Welles, 1989）]。类似的，对人种间的分析也有讨论。菲舍尔（Fischer, 1971）指出，分析师与被分析者的人种差异所涉及的潜意识含义上的分歧是多层面的，故"存在着严重的高估或忽略人种间因素的偏差"。人种性精神分析学派则着重于上述工作。

近年来，移情的概念有了很大的发展，特别是移情作为过去的重复的最初想法受到了挑战。库珀（Cooper, 1987a）指出，历史上简单地将移情的概念视为过去的主要关系在现时中的再现，不能很好地与目前临床和理论的要求相符。他对他称为移情的"历史上的"

和"现代"的观念作了区别。他指出,历史的观念为"移情是一种早期关系的重演,对移情解释的尝试是获得对早期婴儿关系以错位或受损的方式作用于分析师身上的内省,从另一方面来看,这也是一种病人生活关系的模式"。与之相反,现代的观念视移情为"新的体验胜于将之视为旧的经验的重演,对移情解释的目的在于将所有这种包含了过去内容的新的体验在意识中呈现"。

依库珀对历史和现代观念的区分,就可以在恰当的时候作出在众多不同的标题下,由一个观点向另一个观点转换的决定:对移情神经症的讨论、移情的克莱因学派理论、移情与外化以及与移情有关的发展思路。

移情性神经症的争论

弗洛伊德关于移情神经症概念的介绍(1914g 年),是就分析中与"常见神经症"相比的"人为疾病"而言的。病人现实的神经症对弗洛伊德来说是一种被称为是"婴儿神经症"的新类型,所以移情神经症可以被视为在分析中与分析师个人有关的婴儿性神经症的复活。凯佩克斯(Kepecs,1966)曾经指出与"移情神经症"术语有关的众多混淆,后来许多作者 [如(Cooper,1987b);哈利(Harley,1971);雅各布斯(Jacobs,1987);伦敦(London,1987);里德(Reed,1987,1990)] 也讨论了概念本身所有的困难,以及将其作为分析治疗必不可少条件的看法。其中,对保留概念持有异议的人中有这样的观点,即作为一般精神现象的移情,应该与移情神经症的特殊临床表现区分。布卢姆(Blum,1971)指出:"与移情有关的自我和超我情结是逐渐被认识到从而形成结构理论的。据观察,分析情景中的移情与防御、情感和整合后的幻想,以及与婴儿时期的客体关系所形成的倾向转移有关。"人们差不多已经接受婴儿神经症的概念有着两种主要内涵:其一,为俄狄浦斯时期内在精神冲突的原型;其二,与内在结构和婴儿时期人格组成有关的总体心理构筑,为这些冲突的结果[穆尔和法伊恩(Moore & Fine,1990)]。关于婴儿性神经症概念的争论还在增加[见卡洛赫拉斯(Calogeras),阿尔斯顿(Alston,1985);安娜·弗洛伊德(Anna Freud,1971);洛伊温斯坦(Loewald,1974)]。

  与其成明显对照的是,通常被认为是保守理论家的布伦讷(Brenner,1982)极其强调性地指出:"移情神经症的术语是一种重复。该概念是一种因时代而造成的错误。分析师将超出了冲突范围的神经症作为一种折中,定义为一种症状或一组症状群。在动力学上移情的表征是不能与神经症症状区别开来的。将之称为神经症性的,或将移情作为其全称,神经症只是个增加的词,在意义上并无增加。移情已经足够。移情神经症并无术语上的扩充,'真正的移情神经症'通常就是'分析性移情'的同义词。"

我们完全同意布伦讷的观点,并认为移情神经症的概念已经超过了其使用范围,特别是由于它通常已经作为移情的同义词,而这带来了混淆。尽管如此,重要的是要清楚移情的表征范围有多么广,从所谓的"性格移情"到那种强烈的对分析师的先入之见,即对分析师个人的想法和感情占据了病人精神生活的绝大部分。有趣的是穆尔和法伊恩在他们第一版《精神分析术语与概念词典》(1968)中,将移情神经症作为在精神分析治疗中发展而来的神经症的"新类型"而加以定义,而在他们以后的《精神分析术语与概念》

(1990)中移情神经症不再是个值得分开的条目,而仅在移情条目中被一笔带过。

克莱因学派的移情理论

从最初开始,由梅勒妮·克莱因所介绍的分析技术就强调以移情解释为中心。移情被视为病人潜意识幻想的反映,就此点而言,西格尔(Segal, 1981)指出:

"在被分析者的幻想世界里,最重要的形象为分析师个人。提到所有的交流即为病人的幻想以及目前外界生活的交流,也相当于说所有的交流包含了与移情情景有关的某些成分。在克莱因技术中对移情的解释常常占有比在经典技术中重要得多的位置。"

斯皮利厄斯(Spillius, 1988)本人为克莱因派分析师,她指出,仔细阅读克莱因派的临床文章总结,可以发现克莱因技术在20世纪40年代末发生了变化。她指出移情在克莱因学派的一般观点为:

"在分析情景下对内在世界的力量和关系的表达。内在世界本身作为发育中不断发展过程的结果,即为在潜意识性幻想、防御与和过去、现在现实生活的经历之间持续交互作用的结果。克莱因和她的继承者对移情普遍性的强调,根源于克莱因对潜意识幻想这一概念的使用,它被认为潜藏在所有想法下,包括理性和非理性的部分,而不存在对想法和情感特别的归类:理性与恰当的想法不需要分析,而另一种思想和感受是非理性和不合理的,因此表达出移情,并且需要分析。"

然而，斯皮利厄斯指出：大多数在 1950～1960 年间克莱因学派的文章倾向于"在现在看来这可能是一种为病人所虐待的感受来强调病人的破坏性。早期文章的第二个特点为潜意识幻想很快地、非常直接地以身体某部分的语言（乳房、乳头、阴茎等）被明白地告知病人"。

斯皮利厄斯指出克莱因解释技术的改变是逐渐发生的。对破坏性的强调减少，对身体部分语言使用的减少，对投射认同概念 [由梅勒妮·克莱因（Klein，1946）] 开始越来越直接地运用于移情的解释中。对移情的真实体验的强调也增加，胜于去思考和讨论它，着重于病人潜意识的压力使得分析师将自己参加于其中。对病人的过去反映在现在分析师关系上所扮演的角色的兴趣也增加。斯皮利厄斯指出，曾经被规范为以僵硬的象征性形式所作的言语和行为内容的解释，现在看来是对感情联络的活生生的过程认识有害。这些解释并非基于分析师对病人加以接受基础之上，而是基于分析师在病人身上寻求自己已经形成的概念的材料依据的动机。

对移情的克莱因理论所作的重大扩充来自于约瑟夫（Joseph，1985）。她将移情的概念扩大到将其当作"总能发生某些事情，总存在这运动和活动的基本框架"。不仅仅在移情中重复着的过去的内容是移情，与之相对的在分析中出现的内容也是移情。为了说明此点，约瑟夫描述了一个同事在治疗一名极其困难的病人时所经历的混乱，分析师对她所进行的分析方式不满意，于是将其问题带到研讨会讨论，会上呈现了在理解究竟发生了什么事情时所经历的困难，最后被理解为在讨论会上提出的问题可能反映了治疗师在移情中所经历的困难，结论是分析师所经历的混乱是病人自己内在世界对分析师进行投射的结果，分析师对病人自由联想内容解释的失败尝试反映出病人自己的防御系统，即"装作不理解的假象"。约瑟夫评论道："如果我们只对能付诸言语的部分进行工作，我们就没有真正地将在移情中见诸行动的客体关系考虑在内。"在这所有一切中，最基本的因素为通过投射认同的机制将内部的客体关系外化［克莱因（Klein，1946）］。从这以后，主要技术的重要性是分析师能容纳和感受病人的投射（见第 6 章），并在反移情中对其加以体验和开始得以强调，将之以恰当的解释形式反馈回病人的能力。值得指出的是，克莱因所指的投入认同是指将外部客体转向自我或自身的过程，投射认同则是将自身的某些观点投向一个客体的反向过程，即让客体具有与自己一样的观点（Sandler A – M，1987）。

鉴于这种技术上的进展，分析师的注意力首先指向营造在"此时此刻"的分析中与病人的感情接触。不过，对我们来讲，似乎那种将在分析中的一切视为移情，并在反移情的感觉和幻想基础上理解移情的诱惑，会导致形成"失控的反移情分析"。斯皮利厄斯（Spillius，1988）描述了特别是缺少经验的治疗师的倾向，"过于强调检查他们自我的感觉，将之作为理解治疗中发生事件的第一线索，这样就破坏了他们与病人的直接接触以及病人的资料"。

与克莱因学派作者的立场相对，许多分析家——包括我们——认为不是所有病人带到分析中的东西都是移情，比如安娜·弗洛伊德（Anna Freud，1968）就批评了不恰当地使用移情概念。对这一争论所进行的有益回顾见莱蒂斯的《移情只是解释吗？》（1977）。

将病人的所有资料都想像成移情是错误的概念，并且过于简单。看来，"皆为移情"观念的产生，主要是因为许多分析师在原则上重点以移情的观念来代替病人资料中非移情的部分。存在着这样的移情观念，即通常它可以较其他（观念）更直接、更有效地被察觉和被解释；作为结果，以移情为中心在某种程度上成为一种技术上的人为因素，其产生与仅用移情的解释来看待精神改变的观念有关。

分析师在移情关系中并非为一种被动的对象，应该被强调的是分析师的个性对病人移情的性质起着主要的决定作用。然而，那些坚持"皆为移情"观念的人倾向于忽视分析师作为一个真实的人而具有与病人建立合作尝试的能力，取而代之的是他们将重点放在基于病人对分析师的感受和幻想的移情扭曲上[埃斯科尔（Escoll,1983）；托梅（Thomä, 1984）]。格林森将移情区分为"工作联盟的"（1965a）和"病人与分析师的真实关系性的"[格林森和韦克斯勒（Greenson & Wexler, 1969）]。萨斯（Szasz, 1963）试图讨论产生于区别移情和"真实性"时所遇到的困难，拉普兰什和庞塔利斯（Laplanche & Pontalis, 1973）也作过类似尝试。

如格林森学派所倡导的那样，尽管作为纯粹是内部客体关系外化的一种或其他类型术语的移情的产生是个过于泛化的观念，但毋庸置疑，它在现今理解我们现在的移情概念过程中起着重要的作用，这将在下面得到进一步的讨论。

移情和外化

本章中对扩展的移情概念的讨论已经显示出这一术语的含义远不止是童年重要关系的简单重复。引起这一概念扩大的一个主要因素，是所谓的内在客体关系在精神生活中所扮演角色已日益显现的重要性。对与内在客体关系相关的理论思考的构筑，导致移情在内在客体关系的"投射"或"外化"起重要作用这一观点的产生。

克恩贝格（Kernberg，1987）指出："移情分析包括了对过去内化了的客体关系在此时此刻反映的分析，包括了对移情成分中过去内化了的客体关系的分析，以及在同时对自我、超我及本我和它们内在、之间冲突的分析。"

他补充道："我认为内化的客体关系不应视为反映过去的真实客体关系。在更多情况下，它们反映了现实与幻想中——常常是极端扭曲的——这种过去客体关系的内化，以及在本能驱力衍生物的激活和投射作用下，针对它们进行防御的结合。换句话说，在反映内在精神结构的此时此刻与在产生于'真实'的过去，由病人发展历史所衍生的彼时彼刻的潜意识发生决定因素之间存在着动力性的张力。"

洛伊沃尔德（Loewald，1974）曾就此点指出，"当我们谈到经历时我们不是在谈'客观事实'，我们是在不同层面谈儿童与外部世界、与客体发生交互作用的发展。这些经历可能在移情中重现，有人可能称此为幻想。这不仅仅是客观观察者所观察到的事实，而是作为儿童的病人真正当作'真实发生'的具体内容。"在我们看来，它是这样的精确，因为内部客体的代表以及自身的代表，因防御过程如投射、认同及替代在发展时将之作了很大的修正，以至于我们更倾向于使用"内部"来代替"内化"一词。

沙弗（Schafer，1977）对我们所理解的内部客体作了大量重要的注释。在对一名男性病人所作的分析报告后，他说：

"首先，当我说'他的父亲'时，我是指一种父亲的想像，这种想像在我看来只是部分地与（真正）父亲符合，更多地则应视为客体性的父亲。这是一种持续性的、通常是潜意识的想像，它是在心理的性的发展不同时期所建立起来的；其次，这种想像曾在原则上通过对他不同的父亲移情的密切观察和我对这些移情的反移情反应而被定义；其三，只有在能清楚地从母亲移情的成分中，从每点与这种移情的自身发展和性格有关的情结中，将这些移情区分出来的情况下才有可能对它们进行定义；其四，相关的分析资料包括常见的各种想像：它们从躯体的幻想和表现，如从便秘、手淫以及惩罚和伤害的陈旧信念，到有节制地对回忆、重构，以及如何将以神经症的形式在持久的记忆中的事件，在实际中加以排遣的总结的尝试。"

如我们已经看到的那样，克莱因学派对移情作为外化的研究倾向被规范为具体的术语，包含了"将自身分裂的部分或将内部客体转向分析师的部分"的情形，或将分析师视为"容器"的观念 (Bion, 1962)。另外，非克莱因学派的作者 [如博拉斯 (Bollas C, 1987)] 倾向于使用内部客体关系外化的术语甚于使用投射认同的术语 [见贝格 (Berg, 1977)]。

桑德勒 (Sandler A – M, 1983) 指出："如果我们认为内摄总是以现实的方式外化，以使之与外部客体甚于与内部客体的形式相关，这可能与我们对移情的理解有关。这种外化某人内摄的倾向可能基本上成为普遍的形式……这是一种尤其在精神分析情景中容易观察到的倾向，我们通常见到促使、操纵或减少分析师接受一种或其他内摄的尝试，使得与存在于自身和内摄之间的对话所相关的内部幻想情景能够被演示。没有其他的东西更能说明这种外化就是我们所指的移情，自然，将内部客体关系的外化简单地当作直接与过去的形象相连，并以一种对分析师扭曲的形式在现在进行移情的潜意识欲望的直接或间接满足，是个极大的错误。"

与移情相关的发展观点

对移情神经症观念存在这样的批评的一个原因，是察觉到移情不能全部与过去的俄狄浦斯情结和冲突相关。早期的倾向已经将俄狄浦斯前期的任何移情表现，考虑为来自于不能承受的俄狄浦斯情结的退缩形式。由于俄狄浦斯前的冲突逐渐被认为有它们自己的权利而存在，注意力直接转到对移情的发展观点上来[埃斯科尔(Escoll, 1983)]。

亚农（Arlow, 1974）描述道："对儿童的分析的发展和对儿童的直接观察，以及由精神分析师的兴趣和经验对性格障碍、转换症状、边缘性病人及自恋人格障碍的广泛观察，均逐渐将自我发展时的形式归于早期客体关系的重要性上，不管是出于正常的或有缺陷的早期母子关系。"

塞特拉格（埃斯科尔，1983年报道）指出："由于存在着发展过程的阻遏和缺陷，就存在持续康复的需求。在分析关系上，通过对分析师以现时的、新的、中立而真实的客体与过去病理相关联的移情客体的区分，移情解释释放了发展过程……在儿童和成人的临床工作上，鉴别早期发展的病理性结构和冲突在移情中的表现和解释，以后发展的结构与冲突的相关性就较以前有更大的可能。"

包括发生在成人生活的俄狄浦斯后期的发展过程也对人格和病理十分重要。科拉鲁索在报告其早期工作[科拉鲁索（Colarusso

和内米罗弗（Nemiroff），1979] 时指出：

"成人的发展是个演变着的动力过程。成人发展与持续的已经存在的精神结构和其应用的发展有关。成人期的发展过程受到成人的过去和儿童的过去的影响。在这样的概念框架下，成人的过去可能成为移情的重要来源。儿童时期的基本发展问题持续成为成人生活的中心观点，但已改变了的形式。"

他还说：

"神经症在成人身上的表现是婴儿的早期性格、随后的经历，以及当前发展状况的结果，所有这些凝缩反映于现在的精神结构症状群中。成人的发展框架增添了移情新的和补充性的维面。将成人的发展过程作清晰的展现，并将之与儿童时期的经历相联系，使得成人发展的基本框架影响到分析师对成年病人的态度，增加了他对来自所有阶段移情材料的理解。"

看来有必要将不同意义上对"移情"术语所作的小结和述评作出结论：

(1) 包括了我们所讨论的什么是治疗联盟。

(2) 如弗洛伊德所说的，指出了以新的形式，主要是错误地重复过去，而现在指向治疗师的婴儿感情和态度的产生。

(3) 包括了安娜·弗洛伊德所提出的精神成分中的"防御性移情"和"外化"。

(4) 包括了所有"不恰当的"代表着过去竞争和病人针对分析师关系时（意识到或不能意识到的）重演的想法、态度、幻想和情感。这也包括当病人的初次"不合理的"对就诊的焦虑，以及特别是对他的部分人格结构形成有关的人的态度，并将这些呈现给分析师。

（5）指出现时内部客体关系的外化使得它们能影响病人对分析师的感受，这包括在"投射认同"下的各种机制。

（6）包括所有病人对其分析师的观点：将移情的观点视为病人将分析师作为过去（特别早）的关系的重复；事实上，每种言语和非言语的交流或在分析过程中病人的表现均可能作为移情；持有这种移情观点的分析师将所有病人的联想视为与分析师有关的某些想法或感情。

移情是在精神分析设置下所有交流和行为中被最广泛使用的概念，一旦概念超出精神分析治疗以外便失去其所有价值，这样，接踵而至的便是所有行为和所有关系均可能被描述为移情，并理解为过去关系的重复。事实也如此，过去的反应甚至婴儿的经历，会倾向在现时的所有类型的情景和关系中重复，而目前的现实将总是倾向被认为是某种程度上过去的术语。也有反对这种偏差的因素。如在日常的人际关系中，对某人移情的人常以这样的方式表现为纠正已经产生了的错位了的移情感觉：他有可能允许，也有可能不允许自己接受已经强加于他身上的移情角色（见第 6 章）。然而，很可能在精神分析治疗情景中的"检验"机会相对缺乏，使得移情偏差有机会发展，并变得越来越清晰。分析师同时提供使病人对无"反馈"现实的移情偏差加以纠正其错误看法的机会，与此同时也提供了不接受因病人移情而沉溺于其中的角色，使得移情的不合理的想法被驱除的机会。

基于对儿童精神分析资料的考察，桑德勒等（Sandler A－M，1969）拒绝了分析病人的所有材料可以被认为是移情的看法；取而代之的是，他们强调作为普遍的或多层面的移情的真正概念，应该包含了发生在病人与其分析师所发生的关系中的内容。他们主张分析师不应该只考虑什么是移情、什么不是移情的概念，而应该更多地理解出现于分析中的不同的，特别是那些针对分析师的关系观念。只有在移情的临床概念被理解、普遍的关系被考察的情况下才能得出这一观点。移情是由正常关系中许多不同成分共同组成的一个特别的临床现象。作者们强调精神分析情景的特殊状态可以促使关系的部分成分，特别是过去的关系的产生，但在技术上去鉴别不同的成分，将其与病人对分析师的关系的所有想法视为过去重要对象关系的重复的想法区别开来也十分重要。

关键在于鉴别在现时重复过去关系的一般倾向（即可被观察为一种持续性格的痕迹如"命令性"、"挑战性"、"对权威的不容忍性"等），与代表着对现时不恰当的、直接以非常特别的方式针对他人或直觉的态度或感情为主的、以指向他人或直觉的情感和态度的发展为特点的过程。就这一点来讲，病人在治疗开始可能的焦虑不一定要视为移情，尽管它可能是一些早期的重要经历的重复。另外，一个已经接受了一段时间治疗的病人可能会产生对就诊的恐惧。这种恐惧现在被认为和被病人感觉为治疗师的特别气质的功效。在这个意义上，移情可被视为在发展与他人关系时的一种特别想像，是一种主观上不清楚的，从它的一些表征来看代表着个人过去重要对象的关系重复或为一种内在的客体关系的外化。应该强调的是，这种情况在主观上被认为是与现实及与所涉及的特别个体非常符合的。

沙弗（Schafer, 1977）在对移情将过去的关系反映于现在的情况作了有趣的评价，他说：

"最终包含了神经症的移情现象，只在其某些想法上能

被视为是退行性的。这是由于作为分析的一种成绩，它们在以往从来没有像现在这样出现过，而是通过小说的关系形成一个创造体，借此进入那个意识和关系设想已经进入的地方。看来，较为恰当的或平衡的对移情的观点，是将之视为多相性而非简单的退行或重复。这就相当于我们视之为欣赏艺术的创造性工作的方式一样。在特别的分析方式下，在一种和谐的条件下我们可以将移情看作在现时重建过去。重要的是，它们代表着朝向今后的运动，而非朝向以往。"

必须补充的是，移情并不一定要限定在对他人的想像概念上，也包括无意识（通常为下意识的）去操纵或激惹那些与代表早期经历和关系重复的、或与内在客体关系外化环境有关的尝试。曾经指出过，一旦这种移情性的操纵或激惹在日常生活中产生，被指向的个人可能会表现为不接受该角色，或者也可能如果他在该导向下发生错位，而在实际上接受下来并配合得丝丝入扣。看来这种角色的接受或拒绝，通常不是基于意识上对即将要发生事情的警觉，而更多的是一种潜意识的痕迹。移情成分以不同的程度介入所有关系，这种关系常因以代表着早期重要对象的个人的某些特征而确定。

有必要将移情与非移情成分区别开来，而不将（从病人一方产生的）所有关系均视为移情。这能导致对各种场合的临床重要成分加以非常精确的定义，帮助排除介入病人和治疗师之间的交互作用的许多因素的相对作用。

第5章

移情的其他变异

由弗洛伊德发展的移情概念产生于对神经症病人的精神分析治疗过程。精神分析技术已经推广应用到众多的病人身上,包括精神病病人,这就导致有必要介绍大量的术语用于描述特殊的和另外的移情形式。本章节涉及在文献中讨论过的,被称为"情欲性移情"、"色情化移情"、"移情性精神病"、"妄想性移情"、"自恋性移情"或"边缘状态下的移情"等用于描述治疗师与病人之间关系的观点。

在第4章中,我们讨论了正常发展的移情的形式。通过对文献中主要倾向的回顾,可以看到,这一概念以许多不同的方式被理解和应用。我们的结论是,移情的概念有用的表达为,它是一种"特殊的幻想",这一幻想与主体不知道的另一个人有关,在它的某些特性上,表现为一个人过去的、指向一个重要人物的关系的重复,或者是内在客体关系的外化。应该强调的是,主体感受到与现实及其所涉及的特殊人物完全相符……(而且)移情不必局限在对另外一个人的幻想性知觉上，也可以包括潜意识中试图操纵或者唤起与他人在一起的情景，这些情景是早期经验和关系的重复，或者是内在客体关系的外化。

已经涉及将在此章讨论的移情特殊类型的文献相当一致地显示，在一般情形下，发生在精神分析或精神分析取向的心理治疗中所描述过的现象，是过去心理状态或关系的一些重复形式，因此可以被当作移情。然而，它们有着被证明有特殊意义的性质。以此为主题的作者们通常认为这种"特殊"的移情现象是原始关系退行性复苏的结果，他们认为，它的产生可能是病人病理心理的结果，也可能是由于精神分析治疗情境的特殊性质加强了退行，或者二者兼有。然而，正如我们在第 4 章所提到的，近年来越来越强调内在客体关系的外化就是移情的整合性的观点，这种移情概念的扩展即为本章要提及的"特殊移情现象"，而以往它则被称为"普通的"移情。

精神分析的治疗情景可以制造适当的退行条件，这一点已经被广泛接受。有些分析师［韦尔德（Waelder, 1956）］将在分析情形下退行性移情的正常发展和移情的扩充，跟特定类型的病人的表现形式联系起来考虑，认为这导致了移情特殊形式的产生。许多精神分析师赞成这样的看法，即严重精神障碍、特别是重症精神病可以被视为早年婴儿期的退行性再重复。在某些作者［克莱因（Klein, 1948）］看来，这些早期状态就是"精神病"。其他精神分析师［亚农和布伦纳（Arlow & Brenner, 1964, 1969）］认为，导致精神病状态的退行过程的主要作用，不能运用儿童时期状态的再现来解释，而应该用它们对更组织化的人格结构——即自我和超我——的影响来进行解释。他们不接受婴儿精神病状态的观点。

亚农和布伦纳说（1964）：

"大多数有着精神病特征的自我和超我的功能的改变，部分是个体在内在冲突状态下所作出的防御性努力，其动机是避免焦虑的产生，就像正常的和神经症的冲突一样。在精神病中，自我防御的改变常常过于强烈，以至于严重地破坏了病人与其周围环境的关系。"

色情化移情

1915年，弗洛伊德在他的一些病例中描述了"移情的爱"，在这些病例中，女性病人在精神分析治疗时宣称她"爱上了分析师"（1915a）。虽然"一般"色情性移情可以是与分析进程协调的正常的、可控制的事件，但有些病人对它的感受却到了拒绝继续常规治疗的程度，他们可能会抵制将目前的感情与过去联系起来的解释，也不想继续弄清楚他们以前申诉的症状的意义和原因，分析性治疗被用于表达爱情，因所爱的人的在场而满足，这些病人会恳求分析师对他们的爱作出回应。尽管弗洛伊德认为，没有必要将这种病人视为罹患了不寻常的严重的神经症性障碍，也没有视这种移情形式的出现为精神分析治疗的绝对禁忌，但他仍然建议，换一个医生有时候是必要的。他说，这类病人具有"原始的热情"和"儿童的特性"。

当"热烈"的移情发展强烈到渴望被满足、创造性的分析工作被终止，那便可以认为出现了严重的心理病理现象 ["性欲化移情"（sexualized transference）有时候也被使用，但它涵盖的现象远远多于色情化移情（erotized transference），应避免将它作为情欲化移情的同义词而加以运用——科因（Coen，1981）。情欲性移情（erotic transference）应该被约定俗成地视为正性移情，伴有病人知道是不现实的性幻想]。亚历山大（Alexander，1950）将注意力集中于存在着依赖性问题的病人身上，他们既需要爱，也希望给与爱。布利茨斯腾 [Blitzten，其文献未公开发表，但 1956 年被拉普帕波特（Rappaport）、1967 年被格林森（Greenson）引用] 被认为是首位将高涨的情欲化移情与严重的病理状态联系起来的人。1956 年，拉普帕波特在对该主题的广泛讨论中指出："布利茨斯腾认为，在移情的状态下，分析师看起来'好像'是父母亲，而在移情被情欲化时，他'就是'父母亲（一种在精神分析著作中并不少见的'超常表达'形式；这种表达可能反映出分析师的感受，即他就像父母可能被对待那样被对待，而不顾他的其他病人有另外的程度的'好像'）。"病人甚至没有认识到"好像"。这种表达的固有毛病是显而易见的，我们以后将回到这一点上来。

拉普帕波特指出，表现出强烈性爱成分的移情的病人，从治疗伊始就"坚定地要求分析师要像父母（曾做过的）那样对待他们"。病人们并不因为有这样的愿望而感到不安和害羞，如果分析师没有答应他们的要求，他们会公开地表示出他们的愤怒。拉普帕波特将分析中出现的这种强烈的与性欲要求有关的反应，与病人病理上的严重程度联系起来。"这种移情的情欲化等同于严重的现实感觉障碍，指示了疾病的严重程度。这些病人不是神经症病人，他们是'边缘性'病人，或者是可疑的精神分裂症病人"。他指出，"尽管分析情景特别容易导致这样的扭曲，但这些病人仍试图将任何重要的人物变成父母"。

拉普帕波特同意布利茨斯腾的看法，即对这些病人而言，分析师是父母。然而，他并不认为这些病人受迷惑和幻觉的影响，达到了坚信分析师就是真实父母的程度；这种移情一定有着特别的含义。移情并不是隐藏起来了，"病人哭喊着说，他要求他的幻想变成现实"。病人坚信在他的分析中，他可以获得一个父亲或母亲（或者是病人生活中的某一个人，他的举止像父母，像一个真正的或希望的父母）。分析师之所以是分析师的立场就丧失殆尽了。

可以证明的是，这些感情和愿望根本就不是移情。1951年，农贝格（Nunberg）进一步讨论了病人试图将分析师变为父母并非为移情的观点。他指出，一个病人，她"对父亲的特殊固着情结，使她产生在分析师个人身上找到其父亲的化身的愿望，一旦她将一个人转变为父亲的愿望得不到满足，建立工作性移情的尝试就是徒劳的了"。如果这个病人将过去客体的潜意识形象投射到分析师个人身上，那么，按照农贝格的观点，我们就将要处理移情。然而，"她没有将她父亲的形象投射到分析师身上，她只是试图按她父亲的形象改变分析师"。显然，农贝格所描述的现象与以后拉普帕波特描述的相似。而且，在第4章中我们曾提到过在移情中"隐藏"着的早期经历和关系的重复，即病人并不能意识到过去的经历在此时此刻重复。这可能与拉普帕波特所描述的移情现象相矛盾，同样可能的是，病人有这类色情化的移情，但却没有意识到这是过去的重复。在1956年的文章中，拉普帕波特的主要观点涉及如何处理那些想给与性爱和从分析师那里获得性爱的病人。在谈到对其处理的问题时，门宁格（Menninger，1958）认为，色情化移情是阻抗的一种形式，特点是要求从分析师那里获得爱和性的满足，而病人自己并不觉得这些要求是不合时宜的或者不恰当的（即他们觉得"自我是和谐的"）。

索尔（Saul，1962）在一篇文章中，也将技术上的考虑置于中心位置。比拉普帕波特更特别，他将色情化移情与生命早期的关系中的真实挫折联系起来，他假设这种挫折导致的敌意和愤怒也可能在跟治疗师的关系中重复。此外，极端的爱部分地可以被看成是保护医生远离敌对情感的手段。其他人也注意到了这些病人的敌意和破坏性（Greenson，1967；Nunberg，1951）。格林森将色情化移情与障碍的其他方面联系起来，他指出："那些被认为遭受了'色情化移情'之苦的病人，有强烈的破坏性见诸行动的倾向……所有这些病人有着源于潜在的仇恨冲动的移情性阻抗。他们寻求的只是释放这些感情并反抗分析工作。"在谈到自己处理这些病人时的经验时，他说，"他们急切地赴约，但不是为了内省，只是为了享受躯体的接近。我的干预似乎与他们毫不相关。"斯沃茨（Swartz，1967）的主要观点也与此类似，他认为病人的期望是分析师将以行动回应病人的感情。有着色情化移情的病人根本不适合经典的精神分析治疗，因为他们不能忍受经典精神分析的要求[格林森（Greenson，1967）；也参照韦克斯勒（Wexler，1960）]，也不能维持一个恰当的治疗联盟。

1973 年，布卢姆（Blum）对色情化移情的概念作了一个令人信服的回顾，他强调了区分色情化移情和情欲性移情的必要性，布卢姆将色情化移情描述为：

"强烈的、活生生的、不合理的对分析师的关注，特点为明显的、表面看来是自我和谐的对从分析师那里获得爱和性满足的要求。情欲要求对病人而言似乎不是没有原因的和不公正的，情欲幻想泛滥到日常生活之中，或者被带到分析以外的情景中，或者被带到分析之后的幻想中（为将要发生的）……色情化移情的强度和韧性、对于解释的阻抗、使分析师卷入共同的见诸行动的持续不断的努力，以及经常将对分析师的替代者的移情见诸行动，都证实这些病人复杂的婴儿性反应。这些都不是移情之爱的常规反应，这些病人像是沾染上了难以对付的'爱之瘾'。他们的色情化移情是热情的、执着的和急切的……意识中的恐惧不是退行性和代偿性的恐惧，而是失望的和无回应之爱的苦痛的愤怒。通过投射和否认，他们可以假想分析师实际上是爱他们的。"

跟其他作者一样[如莱斯特（Lester, 1985）；斯沃茨（Swartz, 1967）；赖和韦尔斯（Wrye & Welles, 1989）]，布卢姆强调了与色情化移情生发有关的前生殖器期因素和极早期经历的作用。

他谈到：

"儿童时期、特别是发生于俄狄浦斯期的性诱惑；父母的、与发育期相适应的保护和支持所导致的剥夺对本能产生的过度刺激；强烈的手淫冲突；对发生卧室内或浴室中的乱伦或同性恋行为的家庭宽容度；等等。青春期早熟的和乱伦的性行为的再现和重复。"

他继续指出：

"这些病人经常参与诱惑性的儿童游戏，如'扮演医生'、群嬉、在父母或'祖父母'的床上玩耍等。分析可能被当作一种有趣而'危险'的诱惑性游戏。自恋性伤害和脆弱跟父母的迟钝和缺乏共情有关。情欲常常掩盖着重复的诱惑和过分刺激所导致的创伤，并伴随着不信任和施虐受虐。"

布卢姆不是回归神经生发学的诱惑理论的倡导者，不过，他还是强调了诱惑和创伤在色情化移情产生中的作用。他也强调了这样的事实，即自恋性需要对这些病人来说尤为重要。在幻想中，他们被证明是"可爱的"和独一无二的。这些自恋性需要"可能会通过旨在对维护脆弱自尊的情欲性逢迎而得以掩饰"。

布卢姆总结道：

"色情化移情是多因素决定的，并具有多变的过程。它相当于对所期望的情欲性移情极端夸大和扭曲的形式。尽管情欲性移情在分析的不同阶段会有不同的强度和反复，但它相对普遍。从爱恋的情感到强烈的性吸引，以及从普遍存在潜意识层面的性愿望到意识的、自我和谐的色情化移情关注，都是一个连续体。持续的、意识的、情欲的移情需要，就是'正常的'色情化移情。"

上面讨论的色情化移情类型多在一些就诊于男性分析师的女性病人身上发现。莱斯特（Lester，1985）指出，可能除了比布林－莱讷（Bibring – Lehner G，1936）外，尚无报道男性病人身上发展出针对女性分析师的色情化移情。她假设，"男性病人对女性分析师强烈情欲需要的表达，可能被来自前俄狄浦斯期强大母亲的幻想所阻遏。相反，这样的情欲的情感则被女性病人完完全全地表达了出来"（Person，1985；Wrye & Welles，1989）。这种情形虽见于多数病例，但绝非见于所有病例。

尽管许多作者强调，色情化移情反映了过去的重复性成分，但在我们看来，防御作为一个方面，尤其在抵御抑郁情感产生方面的功能，是极为重要的。

精神病性和边缘性移情

拉普帕波特（Rappaport，1956）和格林森（Greenson，1967）论述色情化移情的文章，涉及介于弗洛伊德讨论过的病例和被一些作者如罗森费尔德（Rosenfeld，1952，1954，1969），以及瑟勒斯（Searles，1961，1963）描述过的精神病性移情或移情性精神病之间的移情形式，在后者中病人的精神病特征明白无误地出现在他与治疗师的关系之中。

我们在前面（见第4章）指出，弗洛伊德（Freud，1911c，1914c）认为移情不会出现在他所称之为"自恋性神经症"（功能性精神病）中。他相信精神病的心理病理部分地代表着心理功能极早水平的回归，在这一水平上，跟他人（与自己不同的人）发展关系和爱上他人的能力没有得到发展。对外界兴趣的精神病理性降低可视为退行到早期"自恋"水平的结果。亚伯拉罕（Abraham，1908）也相信，移情现象不会出现在精神分裂症病人身上。

罗森费尔德（Rosenfeld，1952，1969）指出，从农贝格（Nunberg，1920）对紧张性精神分裂症病人的移情现象的观察开始，越来越多的精神分析师对弗洛伊德最初的观点提出了质疑，他们认为移情确实可以在精神病人身上出现。值得提出来的是，沙利文（Sullivan，1931）、费德恩（Federn，1943）和罗森（Rosen，1946）均属于这些作者。许多作者 [巴林特（Balint 1968；Rosenfeld，1952，1965a，1969；瑟勒斯（Searles，1961，1963）] 从他们各自的理论体系出发，否认了这样的观点，即在心理发展的极早阶段（他们相信这可以用精神分裂症病人的症状来概括），对他人在情感上是没有兴趣的。因此，罗森费尔德（1952）指出："我们在此并非处置移情，而是处置在认识和解释精神病性移情现象上的难题。"他认为困难来自这样的事实："一旦精神分裂症病人对任何客体产生了爱或恨，他就会看上去变得跟该客体混淆起来……这暴露了婴儿期区分'我'和'非我'的困难。"利特尔（Little, 1960a）、瑟勒斯（Searles, 1963）和巴林特（Balint, 1968）扩充和详述了认同模糊和妄想性想法随着精神病人与医生的关系而发展的观点。在这些作者中，只有巴林特警告说，在精神分析治疗中，完全将有障碍的成人行为作为重建早期心理功能的基础是危险的。

移情的概念可以合理地运用于精神病人与其治疗师的相互关系方面。甚至最严重的紧张性精神分裂症病人，在理智恢复后也显示出在其患病期间与他人接触的重要感觉痕迹。而且，几乎可以肯定，一些障碍的行为是病人针对他人的意识和潜意识态度的感受的反应[在本文中也提到，一些社会精神病学家如布朗（Brown）、博恩（Bone）、达利森（Dalison）、伍因（Wing）（1966）认为，精神分裂症的症状有文化方面的决定因素]。医生和病房工作人员均成为病理思维过程的内容。瑟勒斯、罗森费尔德和其他人[如弗罗姆－赖希曼（Fromm Reichmann, 1950）]试图通过他们详尽的病例资料显示,这些思维过程代表了早期人际关系的重复。比如瑟勒斯（Searles, 1963）这样描述慢性精神病人：

"他是如此地未从其自我功能中完整地分离出来，以至于他倾向于不去体会治疗师是否像或类似他的母亲（或任何其早期生活经历中的角色），而是将其功能指向治疗师，通过粗略的推断认定治疗师就是父亲或母亲。"与罗森费尔德相同，他还补充道：忽视精神病人移情的作用的一个重要原因是,"可能需要花费相当长的时间使得移情不仅仅是得以充分的分离,而且还要足够整合、足够连贯,以便被清楚地确认"。

正如弗洛伊德所认为的,在神经症病人的治疗中,导致神经症的内在问题会在分析性治疗情景中变得更加强烈(1914c,1920g),就好像是"移情性神经症"一样,所以罗森费尔德和瑟勒斯相信,同时存在着移情精神病也是合理的。瑟勒斯(1963)指出了四类移情性精神病:

(1) 治疗师感觉到不能与病人达成联系的移情状态。

(2) 治疗师与病人之间建立了明确关系的状态,但治疗师不再感觉到与病人没有关系,但却是十分矛盾的关系。

(3) 在一些案例中,病人的精神病表现为在移情中试图补充治疗师的人格,或帮助"治疗师－父母"成为一个既分离又完整的人。

(4) 在一些情境中,慢性和严重障碍的病人试图让治疗师为他做他想做的事情,但同时又想从这样亲密的关系中逃开。

瑟勒斯强调了医生的反移情感受作为评估精神障碍类型的基础(见第6章)。他将每种移情性精神病的类型与事实上的创伤性的(尽管可能是误会的和曲解的)家庭模式联系起来。在此他与精神分裂症的"家庭理论家"结成了联盟[贝特森(Bateson,1965),杰克逊(Jackson)、哈利(Haley)和韦厄兰(Wearland,1965);利兹(Lidz)、弗莱克(Fleck)和科内利森(Cornelison,1965);米什勒和瓦克斯勒(Mishler & Waxler,1966);温恩和辛格(Wynne & Singer,1963)]。罗森费尔德指出,治疗中产生的东西并不是真实的发生于儿童－父母之间的情形,而是被婴儿幻想扭曲了的版本,这与神经症的情形没有什么不同。

我们认为，这并不意味着有充分的证据证明，精神病性移情的内容具有精神病的色彩或特异性。精神病病人（尽管以精神病的方式）跟他人发展关系的证据是确凿的，证据来自于儿童时期的关系——不管是真实的或幻想性的，都会进入移情的内容。毫无疑问，我们会观察到，精神病病人与治疗师关系的关系可能变得极端强烈。作为可能是精神病病人移情的具有鉴别意义的现象是它所采取的形式——一种与病人的病例性精神状态紧密联系的形式。一种移情性愿望，在神经症那里可能被阻止（受到现实检验的制约），或者以伪装的形式出现，但在精神病那里可能以妄想性信念的方式得以表达。从精神分析的角度来看，区别在于人格（自我）的控制和组织功能部分的缺陷，特别是区分"真实"和"想像"的有关功能的缺陷。简而言之，所有关于精神病性移情类型的描述都可以来自精神病的基本特征，如果精神分裂症病人的人格部分相对完整，我们可以推断他基于这种人格的行为和想法也可能是完整的。这将是某些精神病病人缔结某种形式的治疗联盟的能力的基础。这种能力也许存在于特定形式之中，而对它的评估将不可避免地决定治疗方法的抉择。精神病病人有移情，这些移情可以被解释，病人可以对移情解释作出反应，所有这些事实，使得一些分析师（如Rosenfeld & Searles）得出结论，即用精神分析的方法治疗精神病病人，可能比用其他技术更有效。我们认为，尽管每天与治疗师作密切的接触能使慢性精神病的状况得以改善的现象是事实，但分析本身能够导致持续改变的证据尚不足以服人。

在本章的这一部分，我们涉及了精神病性移情和移情性精神病的概念，这些移情形式见于精神病病人，然而在文献中，"移情性精神病"还有着其他完全不同的用法。1912年,费伦齐(Ferenczi)描述了那些非精神病的病人在分析中产生一过性精神病或类精神病症状的情形。这包括在罕见的情况下,分析中出现真正的幻觉。1957年,里德尔(Reider)在其发表的文章"移情精神病"中,谈到了非精神病病人在移情时产生精神病性和妄想性的表现。关于此主题的文献由瓦勒斯坦(Wallerstein,1967)作了卓越的综述,与里德尔一样,他将该术语的使用限定为,"在人格结构方面,病人被确定完全属于神经症疾病范围,而且被认为适合经典的分析治疗,但这些病人在移情中发生了精神病程度的无序反应"。妄想性疑病、"妄想性"幻想、偏执妄想状态等症状(Wallerstein,1967)被描述得最多。虽然这些精神病表现的原因可能是分析情景的退行-诱导特性,但它们只发生在某些病人的身上。一过性精神病"状态"这一概念,在此可能会有用处 [希尔(Hill,1968);桑德勒和乔弗(Sandler & Joffe,1970)]。"状态"在这里是指自我的特别功能或组成,以及病人为应对特别危险或痛苦的情形而采用的防御机制。一般情况下将采取退行的防御机制,即退回到自我功能的早期模式之中。随着痛苦状态或者危险的消失,他才能恢复使用更成熟的精神"状态"。

利特尔(Little,1958)及哈米特(Hammett,1961)用"妄想性移情"来描述病人-治疗师关系中产生的严重异常情形,他们认为,所观察到的关系虽然是扭曲的,但却仍然是早期母婴关系的明显重复。用"儿童期精神病"来描述分析中产生的类精神病信念,这一假设(许多作者提出的)导致的问题较早被提到过,并被弗罗施(Frosch)讨论过,他(1967)最近(1983)就此话题作了精彩的论述。他认为,当"'移情性精神病'及'妄想性移情'的概念涉及分析中出现的精神病性或类精神病性现象的出现时……这些现象必须与精冲病性移情鉴别。也就是说，病人在移情表象中简单地扩展了他的精神病系统，并将治疗师卷入其中"。弗罗施将这一观点与罗森费尔德（1952）和瑟勒斯（1963）的观点作了比较，后两者认为"移情性精神病"的概念可以用在那些扩展了他们的妄想系统，而将分析师卷入其中的精神病病人身上。弗罗施补充道："术语的选择在很大的程度上取决于我们如何定义移情。"

我们同意后一观点，因为，移情包括自我和客体的外化的观点，与对精神病病人如何与他人发生关系的观察相吻合。然而，我们仍然遗留着概念上的问题。这样的外化既发生在治疗之外，也发生在治疗之中。这就令人疑惑，在精神病中可能发展的指向分析师的强烈的妄想信念是否真的可以合理地被视为移情？他们并没有将被当作自我的原始方面外化的移情的发展指向分析师。就这一点来说，重要的是严格区分所谓的"移情的展开"和现有妄想系统的扩展。

包括温尼科特（Winnicott, 1954、1955）、卡恩（Khan, 1960）、利特尔（Little, 1960a、1966）在内的许多分析师告诫说，分析师应该允许某些病人的被损害了的婴儿性行为和相关的强烈、原始的感情的发展。他们建议说（包括 Balint, 1968），只有这样才可能重新体验，并因此能够消解早期母爱的失败。主动鼓励这样的退行，在后来又被一些人称为"修正性情感体验"[亚历山大和弗伦奇（Alexander & French）]，它并未作为一种有效的技术被广泛承认。19世纪60年代，对"精神病性"或"妄想性"移情的巨大兴趣，在很大程度上让位于对边缘性和自恋性病例的移情表现的思考。1953年，在奈特（Knight）引入了边缘状态这一概念之后，对打上了"边缘"标签的状态的兴趣日益增长。这一增长也特别受到了克恩贝格（Kernberg，1967，1975，1976a，1976b，1980b）和其他学者的工作 [阿本德（Abend），波德（Porder），威利克（Willick，1983）；冈德森（Grunderson，1977，1984）；马斯特森（Masterson，1978）；迈斯讷（Meissner，1978）；Stone，1980] 刺激。人们使用"边缘性"这一术语，是指处在向精神病结构发展过程中的状态，另外也指一种人格结构和人格障碍。这样的状态并非指个体将要变成精神病。有边缘性人格结构或边缘性人格障碍的人，一般被描述成自我功能方面具有特别的易损性，而且有采用原始防御机制的倾向。认同弥散（Erickson，1956；Kernberg，1967，1975）被认为是边缘性人格障碍的特征性表现，意味着自我与客体整合方面的缺陷。克恩贝格认为，这是边缘性人格障碍的主要问题之所在。与其他作者一道，他认为分析性取向的心理治疗是这些状态的恰当的治疗方法。移情的发展是该治疗的核心，在克恩贝格的表达性心理治疗技术中，基于多重矛盾的自我与客体意象的原始移情得到了发展。这些移情在治疗的设置中迅速产生，它需要立即在治疗的"此时此刻"做出解释。移情表现为阻抗，常伴随严重的见诸行动，不过在克恩贝格看来这些移情是可以被修通的，最后被更加典型的"神经症性"移情取代。阿德勒与布伊（Adler，1981，1985；Adler & Buie，1979；Bulie & Adler，1982 – 1983）也强调了探索、讨论和解释移情的重要性，通过"保持内摄"的内化改善症状。林斯利（Rinsley，1977，1978）和马斯特森（Masterson，1972，1976，1978）则不太强调移情的解释，而是更重视增强治疗联盟的行动（见第 3 章）。

虽然做了许多澄清工作，"边缘性"的诊断仍不清楚。与此同时，有一点是清楚的，即这一诊断类型是必须存在的，对诊断为该疾病的身处治疗之中的病人的移情和移情解释的作用的进一步探讨，也是必须的。

自恋性病理状态的移情

本章前面已经提到，弗洛伊德认为，"自恋性神经症"与"移情性神经症"（如癔症）是可以区分的，自恋性神经症能够发展指向分析师的可分析的移情。我们已经大大地发展了这一观点，不再讲"自恋性神经症"，而谈及边缘状态、边缘性人格障碍及病理性自恋。而且，在弗洛伊德之后，大家都认为，这类病人的移情是可以分析的。

自从一些早期精神分析作者 [亚伯拉罕（Abraham, 1919）；赖希（Reich, 1933）] 首次提出病理性自恋及其分析以来，病理性自恋病人的分析性治疗的话题伴随着科胡特的工作（1966, 1968, 1971, 1977, 1984）而成为热点。1971 年，科胡特考察了所谓自恋性移情，但是后来，他放弃了这个术语，代之以"自体客体"（self object）的移情的概念。科胡特所指的是那些"伤害自体"的病人，这种病人探寻"发展一个恰当自体客体的增强反应"，这样的探寻始终是分析中病人体验的核心。对于"自体"，科胡特在其最后的陈述中（1984）指出，它由三个主要成分构成（雄心极、理想极和禀赋与技艺的中间地带）。他将自体客体性移情分为三组：

(1) 那些雄心极遭到破坏的自体客体性移情，试图诱发自体客体验证性反应（镜像移情）。

(2) 那些理想极遭到破坏的自体客体性移情，寻找自我客体以接受其理想化（理想化移情）。

(3) 那些禀赋和技能的中间地带遭到破坏的自体客体性移情，寻找自体客体，使其能够验证本质上相似的体验（孪生或修正性自我移情）。

科胡特关于自体客体的观点是非常特殊的观点，正如穆尔和法伊恩（Moore & Fine）词典中（1990）简洁地描述的：

"自体的正常的和病理的结构均与自体和自体客体的交互作用的内化有关。自体客体是一个人对另一个人的主观体验，这个'另一个人'在关系中向自体提供持续的功能，通过他的存在和行动唤醒并维持自体及自体的感受。虽然该术语很随意地用在参与者的身上（客体），但它原本是用于描述自体与其他客体的各种关系中的内在精神体验的。它也涉及一个人为了自体生存所需要的意象的体验。自体客体关系是指由他人或在功能上具有意义的时段所执行的持续的自体功能。"

科胡特自我心理学分析技术的核心部分是分析师的共情。这被视为理解病人的内心状态的一条重要途径（见第11章）。在共情性理解的基础之上，病人的内在情况可以被解释为自恋性需要和发展上的挫折感，这特别表现在自我的原始状态方面。通过分析中产生的体验，病人察觉到分析师与他的不间，这一察觉是由分析师恰当的"非创伤性挫折"导致的。这就是科胡特所谓"变形的内化"（也就是结构性改变），作为结果，病人增强了的能力将为自己接受并执行这种重要的自体客体功能。泰利姆（Tylim，1978）对此做了很好的描述，他说，治疗的进程似乎有赖于对自恋联结的系统性的修通过程，通过修通最终将分析师的形象从自体客体或部分客体转化为独立的个体形象，而该形象是现实的和有缺点的。

许多作者从不同的立场上谈到了自恋性病理状态的移情问题。克恩贝格与科胡特相反，不强调自体的中心地位。他视自恋为某种适应性和病理性的内在精神结构发展的结果，而不是早期缺陷的结果，科胡特将自恋看成是正常自恋调节过程缺乏的结果。对克恩贝格来说，自恋簇与边缘簇有重叠的部分，因此，他对自恋障碍也像对边缘性病人那样治疗。

毋庸置疑，科胡特的工作是重要的，它引起了人们对病人自恋心理的注意，并开始对其加以研究。但是，我们认为，像精神分析中的所有学派一样，它变得"无所不包"，过分强调发育缺陷，而忽视了冲突在疾病产生过程中的作用（见第10章）。

移情其他变异形式的关键性特征

在"神经症性"与"正常的"病人一般移情中，针对现实来检验移情性幻想的能力存留。在一定的程度上，病人能将自己视为他人。"你对我的反应就像我是你父亲一样"这种形式的解释，一般可以被病人所理解，该病人具有能够调动他的理性和自我观察的能力，以承受正在发生的事情。在这种情形下，病人具备并运用能形成成功的治疗联盟的元素。在本章描述的那些移情的变异中，病人可能不具有或不能运用自我批判及自我观察的元素。有趣的是，那些描述这些移情类型的作者们，将之视为移情的"类比"（as if）特征的丧失。要将这类移情从更一般性的移情形式中鉴别出来，我们所持观点为，去考察病人看待他自己的行为的态度。相同的移情成分可能在对神经症病人的分析中以委婉的形式（如梦）出现，而精神病人（即使是只在分析时程中短暂地出现）可以以更直接的方式出现，如妄想信念的形式，区别来自于病人所持的当时精神状态形式上的观点。

具有一种或其他形式色情化或精神病性移情的病人，会将分析师视为并对待他们就像真正的父母一样，这种情感状况只有在病人持妄想性信念，认为分析师实际上就是他的父母时才会存在。这种类型的病例肯定是极其少见的，但一旦出现，就说明病人失去了对治疗师的职业角色和功能的理解，不再能与正在进行的事情保持正常的"距离"，也不再具备对正在进行的事情的领悟能力。进一步必须提到的是移情的内容，不管是什么形式，不应该被视为过去简单的重复。一名对其治疗师发展了同性恋移情的病人，假如他是神经症病人，其反应就可能伴有焦虑和阻抗；如果他是一个精神病病人，其反应就可能为被害妄想。这两种情况都是病人对同样无法接受的冲动和欲望所采取的防御。

令人印象深刻的是，一些精神分析师基于对精神分裂症的移情成分的变异所进行的描述，非常类似于对那些肯定是源于器质性精神病的发现的描述。这说明，精神病的产生，包括在本章中讨论的各种移情表现，并不是解决婴儿性精神状态不恰当重复需要的结果。我们几乎可以作出一个完整的推断，即区别移情的不同类型与潜意识的思维、冲动及欲望浮现到意识的方式有关，与之接纳、拒绝、行为或修正方式有关。因此，可以说，导致精神病及精神病性移情的特殊缺陷存在于人格的控制、组织、合成、分析与感知功能之中。当然，可能存在着预示个体高发精神分裂症的特殊的家庭状况。双盲现象[贝特森（Bateson等，1956）]自然是可以观察得到的，病人会试图在移情关系中与治疗师一起再建它。不过，相关的类似模式可见于不含精神分裂症病人的家庭。

在前一章里我们曾建议，移情的概念可以扩展到经典精神分析情形以外，区分任何医患关系中移情和非移情成分具有临床意义。类似的，本章讨论的移情的不同形式也可在精神分析情景以外观察到，并能够经常在一系列的关系中呈现。大量的临床资料显示，移情成分的情欲化也可在精神分析以外的场合下发生，精神病人可在与他人发生关系时出现精神病及妄想性的表现，一些个体在特定的情景下也可产生或释放短暂性的精神病反应。

第6章

反移情

在第3章、第4章、第5章中,我们讨论了治疗联盟和移情——两个被用于病人和治疗师关系方面的概念。这两个临床概念起源于精神分析的治疗情景,我们已经指出它们延伸到治疗之外的一些可能性。但是,这两个概念都只强调了发生在病人方面的过程,倾向于只强调关系的一个方面。就治疗联盟这个概念而言,虽然通常情况下它包括了病人和治疗师两种角色,却仍是以病人的作用和态度为其出发点。不过,这一状况已经有了一些改变,特别是20世纪70年代以后,治疗师的态度、感受和职业态度受到了越来越多的关注。

就像"移情"通常松散地表示病人指向治疗师的所有关系的同名词一样,"反移情"这个概念,通常被用于描述(包括分析过程中和分析之外)治疗师针对病人的一切情感和态度,甚至还表示一般的非治疗关系的方方面面(Kemper,1966)。这样的用法与其本来的意义相比有着天壤之别,结果,这个在弗洛伊德那里含义明确的概念,被弄得十分混乱。弗洛伊德是在讨论精神分析的未来时首先使用这一概念的（1910d）："我们开始注意到'反移情'，它是病人对治疗师的潜意识情感影响的结果，我们几乎倾向于坚持认为，治疗师应该意识到这种反移情的存在并且征服它……若无他自己的情结和内在阻抗的允许，治疗师将寸步难行。"

1910年10月6日，弗洛伊德写信给被他分析过的同事费伦齐（Ferenczi），他向费伦齐道歉，因为他没有克服自己的反移情而干扰了对费伦齐的分析。弗洛伊德继续发展这一论题，认为分析师应该尽可能少地向病人展示他的个人生活，并警告说，治疗师不得与病人讨论自己的经验和缺点："在病人面前，医生应该是不透明的，像一面镜子，除了向病人显示病人自己，不显示任何别的东西。"他还警告分析师，要抵御"向外展示自己某些人格特质的诱惑"（1912e）。在同一封信中，弗洛伊德评论道，分析师"必须调整自己以适应病人，就像电话接收机适应信号发射器一样。电话接收机将电信号还原成声波，而医生的潜意识能够通过与之交流的潜意识衍生物，还原成由病人的自由联想引导出来的潜意识"。

就如早期移情被弗洛伊德视为自由联想的障碍一样，反移情也总是被认为是治疗师自由地理解病人的障碍。弗洛伊德（1913i）视分析师的心灵为一种"工具"，它在分析情景中最有效的功能被反移情所抑制了。弗洛伊德没有迈出如他对移情认识那样的一步，他不认为反移情是精神分析工作中的一个有用工具（他认为移情是）。

几年之后（1915a），在谈及一位内科医生注意到他的病人爱上他时，弗洛伊德对不受欢迎的反移情的态度发生了改变。

"对医生来说，这一现象意味着一种有益的启迪，同时也意味着针对任何可能出现在自己心灵中的反移情倾向的一种有用警示。他必须意识到，病人爱上他是因分析情景而诱发，而非因为他的个人魅力。所以，他不能像在分析之外一样，为这样的'战利品'而骄傲。总是这样提醒自己是有益的：引导病人走在温情脉脉的小路上，不可能没有危险存在。我们的自我控制不会那么完美，我们有一天可能突然不能朝着我们预定的方向走下去。所以，我以为，我们不应放弃通过对反移情的控制产生的对病人的中立态度。"

需要强调的是，对弗洛伊德来说，分析师对病人的情感，或由病人引起的冲突，并不是构成反移情的因素。在治疗情景中分析师应该像镜子一样，反射（通过他的解释）病人带来的资料，包括病人移情扭曲的意义。被视为反移情的分析师，自己的反应构成了针对病人的分析工作的精神分析"阻抗"。分析师可以通过自我反省意识到反移情的存在和他自己的内心冲突，这有利于他更多地了解自己的天性，并消除它们带来的不利的结果。在弗洛伊德看来，冲突本身并不是反移情，但却可以使反移情出现。

弗洛伊德反复强调由于分析师心理上的盲点所导致的分析上的局限（1915a，1931b，1937d）。他最初倡导分析师持久的自我分析，但很快他就认为，这是一件很困难的事情，因为分析师在自我理解上存在着阻抗。他推荐分析师自己接受分析（训练性分析），以便获得领悟，弥补由未解决的潜意识冲突所导致的心理上的缺陷（1912b）。后来，他相信这还不够，又建议分析师每5年都要接受一次再分析（1937c）。这一建议没有被贯彻，也许是因为训练性分析的时间变得太长，当然也就变得更彻底了。不过，接受第二次分析的精神分析师并不少见，尤其是在他们感到自己工作上有困难，或者因个人问题需要分析性帮助的时候。

毋庸置疑，弗洛伊德使反移情具有比分析师对病人的移情（究其所用术语的本义来讲）更丰富的含义。因为病人可以代表分析师既往经历中的一个人物形象，反移情的产生是因为分析师不能恰当地处理触及分析师内在问题的病人的交流方式和行为。所以，假如分析师没有解决与自身攻击性相关的问题时，一旦他察觉到病人有攻击性的情感和想法，就会随时给予安慰。同样地，假如分析师受到自己潜意识中同性恋情感的威胁，他就不能从病人的材料中察觉出任何同性恋的暗示；或者，他干脆就会不恰当地愤怒，会下意识地引导病人转向另一个话题，等等。反移情的"反"字意味着与病人的移情平行的一种反应（就像副本、配对物），也意味着对反应的反应（就像抵消、中和）。格林森（1967）讨论过这一概念的语源学问题。

弗洛伊德以后，精神分析文献对反移情有一些不同的论述。几位作者坚持认为，这一概念应该精确地按照其最初的意义使用。也就是说，它应该被限定在特指由于对病人的分析，而唤起的分析师自己未解决的冲突和问题，并因此妨碍到分析效果 [弗利斯（Fliess, 1953）；斯特恩（Stern, 1924）]。弗利斯说，"反移情，永远都是阻抗，必须永远被分析"。温尼科特（Winnicott, 1960）将反移情描述为分析师的"神经症特征，可以扰乱其职业态度，干扰由病人决定的分析进程"。其他人或多或少坚持这一概念的原意，他们认为，反移情障碍主要来源于分析师对病人的移情 [Gitelson, 1952；Hoffer, 1956；赖希（Reich, 1951）；陶厄（Tower, 1956）]。

例如，赖希写道：

"分析师可以喜欢或者不喜欢病人。这些态度变为意识层面的东西之前，它们与反移情没有任何关系。如果这些情感大幅度增加，我们就几乎可以肯定分析师的潜意识情感，他自己对病人的移情，也就是反移情被卷入进来了……因此，反移情包括了分析师潜意识的需要与冲突对他理解力或技巧的影响。在这种情形下，病人代表着分析师过去的客体，分析师对该客体投射了过去的情感和愿望……这就是反移情的实质。"

不幸的是，这些作者认为反移情是分析师对病人的移情的观点，经常被他们不精确地使用移情这个概念而变得模糊不清（见第4章）。一些人将反移情与弗洛伊德原始的移情概念联系起来，另一些人则认为移情包含一切关系 [如因格利什（English）和皮尔逊（Pearson），1973]。就后者而言，巴林特在他写就的、属于众多早期关于反移情文章之一的文本中指出，反移情就是分析师自己对病人的移情（1933），之后，巴林特（M. Balint & A. Balint）拓展了这一术语的用法，使其包括能显露分析师人格的一切现象（甚至包括躺椅上垫子摆放的位置）。在一篇后来的论文中，巴林特（1949）笼统地将反移情用于描述分析师指向病人的一切态度和行为。对巴林特来讲，其不同于弗洛伊德之处在于，反移情也包括分析师对病人的职业态度。兰斯（Langs，1975）指出了分析的基本规则如何被应用，以及分析师心灵中的某些东西是如何传达给病人的。

在精神分析文献对反移情的论述中，反移情被视为能移帮助分析师理解病人的资料后面所隐藏的意义，这一重要现象被视为一项重大发展。最基本的看法是，分析师具备理解和评判发生在病人内心过程的能力，这些能力不会立即上升到意识层面，在分析师动用自己的情感和联想倾听的时候，就会发现它们。这一观点曾被弗洛伊德含蓄地描述过（1909b，1912 e），他提到了分析师中立的、或"静止悬浮"式关注的意义。海曼（Heimann，1950，1960）首次清晰地描述了反移情的正面价值（1950，1960），其他人也对此作了扩充（如 Little，1951，1960b）。海曼认为，反移情包括了分析师针对病人的一切情感。分析师必须有能力"维系内心被激起的情感，不要（像病人所做的那样）释放它们，以便使它们服从于分析的使命，使分析师成为病人的一面镜子"。他的基本假设是（1950）"分析师的潜意识能够理解病人的潜意识，当分析师以反移情的方式注意到自己对病人的情感反应时，这种深层的和谐就浮到了表面"。他主张，分析师必须应用他对病人的情感反应——他的反移情——作为理解病人的钥匙。分析师对自己反应的关注，为观察病人潜意识层面的心理过程提供了一个额外的途径。反移情这一概念意义的如此延伸，类似于弗洛伊德之后对移情理解的变化，移情最初被看成治疗的障碍，后来则被视为对治疗有用（见第 4 章）。

海曼关于反移情的工作意义重大。尽管她那时还属于严格意义上的克莱因学派，她却不同意将反移情与克莱因的投射性认同概念混为一谈（1964）。在拉克尔（Racker，1953，1957，1968）的一系列论文中，分析师的反移情被认为是对病人投射性认同的回应（见第 4 章）。拉克尔区分了由病人之投射所导致的分析师的一致性和互补性认同。简单地说，"一致性认同的反移情产生于分析师认同于病人对自体表象的自我幻想的时刻，互补性认同的反移情产生于分析师认同于病人移情性幻想中的客体表象时"（Sandler，1987）。

赖希（Reich，1951）指出："反移情是分析所必需的先决条件。如果它不存在，必要的天赋和兴趣就会缺乏。但是，它又必须是模糊的，并应该仅存在于背景之中。"斯皮茨（Spitz，1956）和利特尔（Little，1960b）也执类似的观点，他们说，"没有潜意识层面的反移情，就没有共情，也没有分析本身"。马尼－基尔勒（Money-Kyrle，1956）将共情视为"正常的"反移情。

精神分析文献中一个持久的话题是，反移情现象是精神分析治疗的一个必不可少的伴随物。对此最清晰的评论来自夏普（Sharpe，1947），她说，"谈及分析师也有情结、盲点、局限时，仅是指分析师也是人。当他不再是一个普通人的时候，他也就不再是一个好的分析师"。她补充说："反移情通常被认为暗示着爱的态度。可能引起麻烦的反移情属于分析师的潜意识层面，它来自婴儿期负性的或正性的或正负交替性的移情……如果我们认为我们没有反移情，那就是在欺骗我们自己。这就是这些事情的本质。"

像其他精神分析概念一样，反移情术语也被加上了额外的意义，使之失去了精确性。毫无疑问，治疗师针对病人的一切情感，都源于不同情形下对探索医患关系的兴趣，问题是涵盖一切针对病人情感的反移情概念是否有用。

大多数20世纪五六十年代精神分析文献关于反移情的论述都包含了上述两观点的一种或者全部，即反移情或者是分析工作的障碍，或者就是有价值的工具。由两种相反的观点引出的问题，在较早的精神分析文献中就被提了出来[如奥尔（Orr, 1954）]。霍费尔（Hoffer, 1956）是最早试图处置这种混乱的人之一，他找到了分析师对病人的移情和分析师的反移情之间的区别，但他特别叙述了分析师对自己人性的移情和对病人现实需求的理解。另外，反移情反映了分析师的内心反应，包括他在理解病人方面的局限性。

克恩贝格（1965）在复习了有关反移情的论文之后指出，将反移情的概念拓展为包括分析师的一切移情反应，这容易引起混乱，并导致其全部特定意义的丧失。但他也引用了对早期反移情理解的批评，早期反移情被理解为分析师的"阻抗"或"盲点"。他指出，这种判断通过暗示某些地方"出了问题"，从而削弱了反移情的重要性。这可能会导致分析师对自己情感反应的"恐惧"，进而束缚了他对病人的理解力。类似于其他人的观点（如 Winnicott，1949），他还指出，完整地利用分析师的情感反应，对于严重的人格障碍者和其他严重的精神病病人的诊断和恰当的治疗假设的形成，具有非常重要的意义。

从对边缘性人格障碍、违法者和精神病病人的精神分析治疗中获得的见识，导致了这种结果的产生，即所谓的"广义的精神分析"，逐渐地被广泛使用。其中最显著的就是，在病人和分析师的交互关系中理解和应用反移情。克恩贝格（1975）在描述对边缘性人格障碍的治疗文章中指出，病人原始的、内化的客体关系，通过投射性认同，同时激活了分析师的原始客体关系。分析师主观上体验到病人的自体投射的方方面面。从病人方面来说，投射性认同是通过控制分析师来管理投射部分的方式，所以，分析师被病人视为病人自体分裂和投射部分的支配者。分析师对病人的共情，是因为他具有可以被病人的投射所激活的原始客体关系。

格林贝格（Grinberg，1962）描述了"投射性反认同"，即分析师对他自己潜意识反移情反应的反应。格林贝格的观点引起了人们对反移情的普遍价值的注意，包括对抗由病人引起的情感的防御反应。例如，分析师被病人唤起了色情的情感，防御性的反应就可能会是厌恶和仇恨病人。

我们向前追溯过在克莱因学派中移情这一概念的发展，该学派特别注重投射性认同。投射性认同既可以被视为一个正常的现象，也可以被视为病理现象。相类似的是，近几年来，克莱因学派的分析师越来越强调建设性地应用分析师的反移情。约瑟夫（Joseph）认为，分析师的反移情是通向理解和解释移情的主干道。比昂（Bion，1959，1962）写道，在分析情景中，投射性认同的功能像是一个替代物，替代了哭泣的孩子将他的痛苦投射到"包容"他的、并且能做出恰当反应的母亲。这样一来，投射的痛苦便受到比昂所谓的"幻想"的支配，即幻想母亲在评估孩子的问题，并做出恰当的反应。分析师的作用是一样的，他将病人的投射"包容"在幻想的王国之中，用恰当的解释来做出反应［欣谢尔伍德（Hinshelwood，1989）］。

西格尔（Segal，1977）指出，分析师包容病人投射的功能，可以以多种方式被破坏：

"存在着一个病人病理状态的整个区域……它的特殊目的在于瓦解这种包容状态，如以诱惑的或暴力的方式入侵分析师的心灵，制造混乱和焦虑，攻击分析师心灵中的链接。我们必须试着使这种情形转向好的方面，从我们的包容性被破坏这一基本事实中学会病人与我们之间的互动。正是从分析师工作能力被破坏中，他开始对精神病过程略窥端倪。"

值得提到的是，在克莱因学派看来，精神病的过程被认为发生在每一个人心中。

尽管克莱因学派的理论和技术的发展，代表了反移情观点发展的主要趋势，来自其他完全不同理论立场的精神分析师，也强调了移情-反移情交互作用的人际观点。洛伊沃尔德（1986）说得很巧妙，移情和反移情不能分开对待。他写到："它们是同一动力的两面，根植于盘根错节的其他东西之中，这些东西来源于个体的生活，并以无数精密的、派生的、转换的形式，存在于个体的整个一生之中。其中的一种转换形式，会在精神分析的情景中展现出来。"

麦克拉弗林（McLaughlin, 1981）曾说，越来越多的证据表明，"双方都受到难以置信的敏感和微妙的交流场的影响，移情－反移情的阴影持续地、高情感强度地交流，在这个交流场中，中立或者催化剂式的评判，给与或者接受的可能性，实际上变得微乎其微了"。兰斯（Langs, 1978）使用了"双簧场"这一概念，将反移情视为互动的产物。

兰斯在谈到双簧场时说：

"它是情感－躯体的空间，分析的互动发生在其中。病人是一极，分析师是另外一极。这个场包含着互动的和内在精神的互动机制，发生在场中的每一事件，都从两者中吸收了动力。场本身由一个框架结构所决定——即精神分析的基本原则——这一框架不仅界定了这个场的边界，还在很大程度上决定了场中交流的性质，以及分析师对病人的控制和其投射性认同的包容。"

桑德勒（1976）在论述反移情和"角色反应"时，进一步发展了上述观点，他认为，病人会试图将呈现在他潜意识中占优势的、幻想的自体客体互动变为现实，或带到现实之中。这一主体角色和客体角色都卷入（角色关系）的互动，倾向于在移情中通过迅速的潜意识的信号（包括非言语信号）控制分析师而得以实现。这些来自病人的、可以挑起或诱发分析师的特殊反应的压力，可能导致分析师的反移情的出现，甚至导致分析师的反移情性的行为（"角色反应"的反射)。这样的行为可以被视为病人作为总想向分析师施加压力的角色,与分析师个人意愿之间的妥协。分析师对这种角色反应的关注,可以成为发现病人主要移情冲突及相关移情幻想的重要线索。对此,桑德勒引入了"自由飘浮反应"这一概念(一般在分析情景的基本规则下其定义被严格限定)。默勒(Moeller,1977 a,b)强调,分析师需要"抓住角色关系的两个方面,即主体和客体。也就是说,在他能够在任何立场上理解病人的状况之前,他必须抓住内在精神的关系"。

为了将反移情与分析师的其他反应区分开来,切迪阿克(Chediak,1979)指出,分析师对病人的反应——他称之为反反应(counter- reactions)——有很多种,反移情只是其中一种。他提出,这些反应是由分析师-病人关系中不同的资源引起的,他认为区分它们具有临床意义。他将分析师的反应分为以下几种(第一种不被认为是反反应):

(1)基于病人给与的材料以及分析师的智识所作出理性理解。

(2)将病人作为个体的一般性反应,斯特鲁普(Strupp,1960)强调是其反面,即病人对分析师人格的反应。

(3)分析师对病人的移情,即对由病人特定的特征所唤起的早年部分客体关系的再体验。

(4)分析师的反移情,即分析师对由病人的移情要求他所扮演角色的反应。

(5)对病人的共情性认同。

不论何种形式,反移情都将不可避免。西尔弗曼(Silverman,1985)认为:"这是由精神分析过程的基本性质,以及任何分析师想通过其训练分析师彻底了解与控制他自己的潜意识以实现完全不受影响的职业姿态,让被分析者的神经症性冲突以见诸行动的方式表现出来,而不是去分析这些冲突的理想境界的不可能性所决定的"。所以,分析师"必须警惕反移情反应的出现,以便分析它和超越它"。

雅各布斯(Jacobs,1983)将分析师的反移情与他对病人现在及过去生活的客体的态度联系在一起。这些反应"是由治疗师所具有的客体的精神表象所诱发的冲动、情感、幻想和防御之间复杂互动的产物"。伯恩斯坦(Bernstein)和格伦(Glenn,1988)基于对儿童的精神分析也持类似的看法,他们认为,分析师可以对儿童的家庭成员产生强烈的情感[参阅拉克尔(Racker,1968)]。

分析师生活中的重大事件,可以对反移情产生深刻影响[范·达姆(van Dam,1987)]。例如,分析师的疾病可以导致他否认由反移情所导致的潜意识防御性偏见的部分[德瓦尔德(Dewald,1982)]。阿本德(Abend,1982)对此作了很好的评述,他说:

"我的看法是,由分析师对严重疾病的体验所产生的强大的反移情元素,其主要特征在于它们有影响分析技术的倾向。这意味着,在所有因素中,基于对病人特定需求的评估所作出的最具临床价值的判断……是精确地知道什么东西处于反移情的压力之下;任何时候若无视这一技术问题,则分析师的判断不可能达到客观与可信。反移情反应一定会影响到分析师的感受、理解、对本能控制的能力,以及他细微的、或有时并不那么精确的判断力,所以,它会将病人的需要及能力打上他自己的烙印。"

对一些特殊类型病人作精神分析的相关文献，描述了反移情中的一些其他特殊成分。泰森（Tyson，1980）强调，在儿童精神分析中，移情-反移情反应反映了分析师的性别在儿童发展的特殊阶段中所扮演的角色。病人跟他们自己父母的关系会对应于对老年病人所作的分析性工作，这一倾向也被谈到过 [金（King，1974）]。这是反移情的一种表现形式，不是"被病人植入到分析师心中的" [（H·W·怀利和M·L·怀利（H. W. Wylie & M. L. Wylie，1987）]。麦克杜格尔（McDougall，1987）描述了在前语言早期阶段遭受创伤的某些病人的思维、幻想和情感，是怎样首先在反移情中被辨认的。她说："在这些病例中，我们可以推断出早年精神创伤后遗症的存在，这些后遗症需要在精神分析情景中被特殊处理。这种'屏蔽话语'，充满着从未被语言表达过的信息，它的首次出现只能被它所唤起的反移情情感捕捉到。"

值得提到的是，共情这一精神分析技术的重要部分，与反移情并不一样 [贝勒斯和亚农（Beres & Arlow，1974）；亚农（Arlow，1985）；布卢姆（Blum，1986）]。弗利斯（Fliess，1942，1953）较早就指出，分析师共情的能力，是建立在对病人的"尝试性"认同之上的，它反映了分析师设身处地理解他人内心世界的能力。奈特（Knight，1940）也将共情与投射和内摄过程联系在一起，两者都参与构成"尝试性认同"。共情的能力被认为是建设性地应用反移情的先决条件（Rosenfeld），但是，在分析中反移情反应可以导致共情的失败 [沃尔夫（Wolf，1979）]。共情和反移情似乎有双重关系，这种双重关系反映了反移情的两个方面，一方面作为获得对病人潜意识过程的领悟的工具，另一方面作为共情性理解的羁绊。阿本德（Abend，1986）在这一点上区分了"有益的共情"和"有害的反移情"。

显然，反移情的潜意识的、微妙的部分是重要的，尤其在它们被分析师伪装和合理化的时候。雅各布斯（Jacobs，1986）说："即使在今天，对很多同行来说，反移情的意思依然是分析师外显的行为和见诸行动的突出例子的同义词。"他还说，"那些微妙的、经常难以察觉的反移情反应，很容易被合理化为我们常规操作过程的一部分，很容易被忽视，这可能最终导致对分析工作的最大冲击。"当然，分析师对他的躯体反应（动作、姿势）的注意，可以提供给他发现反移情的线索（Jacobs，1973）。

关于反移情的另外一个思路与科胡特的自体心理学的发展有关。在前几章节中，移情的自体心理学的看法被描述过，特别提到了分析师作为"自体客体"的角色。分析师也将病人作为自体客体对待，并依赖病人来确认。如果病人不作出与此相符的反应，分析师就会感到他没有成为一个真实的和可以理解的自体客体（Adler，1984）。科胡特早先认为（1971，1977），分析师内心原始的、自大的反移情刺激，是病人理想化移情的结果（见第5章）。而且，在成长过程中被打上了原始、自大烙印的分析师，可能会感觉到愤怒和拒绝，因为他们自己的自大欲望被激活了。类似地，分析师若在镜像移情中操作不当，病人就可能会表现出对分析师的愤怒或者离开分析师（见第5章）。

我们已经看到，随着时间的推移，反移情这个概念扩大了，它包含一系列不同的意义，不可避免地丧失了它开始被使用时的精确性。在目前的使用中，可以辨别出以下的主要元素或意义（Little已经列出了其中一部分，1951）：

(1) 分析师的"阻抗"源于他的内心冲突被激活——这会干扰他在分析中的理解和行为，造成"盲点"（Freud，1910d，

1912e)。

(2) 分析师对病人的"移情"——这里,病人变成分析师童年期重要人物的现实替代品 [A·赖希(Reich,1951,1960);查尔斯·布伦讷(Brenner,1976,1985)];分析师对病人的投射也应包括在内。

(3) 病人一部分的外化或投射性认同的结果。在这一结果中,分析师对病人产生反应,这样分析师就成为了表达病人的一部分的媒介,或者是表达客体的媒介 [拉克尔(Racker,1953,1957,1968);比昂(Bion,1959,1962);克恩伯格(Kernberg,1975);桑德勒(Sandler,1976,1990a,1990b);西格尔(Segal,1977)]。

(4) 分析师对病人的移情的反应 [格特尔森(Gitel-son,1952)] 和对自己反移情的反应 [格林贝特(Grinberg,1962)]。

(5) 反移情作为"交流场"中互动的产物,分析师和病人都卷入交流场中 [兰斯(Langs,1978);麦克拉弗林(Mclaughlin,1981)]。

(6) 分析师对通过病人获得"确认"的依赖性 [科胡特(Kohut,1971,1977);阿德勒(Adler,1984)]。

(7) 分析师与病人交流的失调,源于病人-分析师关系中分析师被唤起的焦虑 [科恩(Cohen,1952)]。

(8) 分析师的人格特征或者他生活中的重大事件(如疾病),反射到他的工作中,这可能导致也可能不导致对病人的治疗困难 [M·巴林特和A·巴林特(M. Balint & A. Balint,1939);阿本德(Abent,1982);德瓦尔德(Dewald,1982);范达姆(van Dam,1987)]。

(9) 分析师对病人的全部意识层面和潜意识层面的态度 [Balint, 1949；肯珀（Kemper, 1966）]。

(10) 由特殊病人所带来的精神分析上的特殊局限性。

(11) 分析师对病人"恰当的"，或者"正常的"情感反应——这可以是重要的治疗工具 [海曼（Heimann, 1950, 1960）；利特尔（Little, 1951）] 和共情与理解的基础 [Heimann, 1950, 1960；马尼－基尔勒（Money - Kyrle, 1956）]

毫无疑问，将反移情这一临床概念限定为分析师对病人的移情，这给了我们一个过于狭隘的定义，它与构成移情的特定意义联系得过于紧密（见第 4 章、第 5 章）。包括了分析师意识的和潜意识的态度，甚至包括了他全部人格特征的概念的扩大，使这一术语实际上变得毫无意义。从另一角度来说，我们要恰当地重视这一概念有用的扩展部分，这些部分包括不会导致分析师对病人出现"阻抗"和"盲点"的情感反应。一旦分析师能够使这些情感反应变为意识，他就可以利用它们，使它们作为获得领悟的方法，通过他对自己精神反应的考察，理解病人交流和行为的意义（见第 11 章）。

接下来要谈到的是，一种有用的反移情的观点，可以帮助理解由病人的特殊性引起的分析师的特殊情感的基本反应。这不包括分析师的人格和内在心理结构的一般特征（这些内容可以给他对所有病人的分析工作打上烙印或造成影响），并意味着以下几点：

(1) 分析师有反移情反应，这些反移情反应在分析过程中始终存在。

(2) 在分析中反移情可以导致出现困难或不恰当行为——发生这种情况是因为分析师没有注意到他对病人的反移情反应，或者他注意到了但无法应对。

（3）分析师对自己针对病人的各种情感和态度持续的、精细的考察，有助于增强病人的领悟。

还没有被文献如此强调，而我们在此要建议的是，治疗师的职业态度，既允许他跟病人保持一定的距离，又能够触及他自己的和病人的情感，这是实施分析工作中的最伟大的贡献。亚农（1985）称其为"分析姿态"（analytic stance）。与此相关的一个概念是分析师的"工作自我"（work ego）[弗利斯（Fliess, 1942）；麦克拉弗林（McLaughlin, 1981；奥利尼克（Olinick），波兰（Poland），格里格（Grigg）和格拉纳蒂尔（Granatir, 1973）]。与分析师"工作自我"和职业态度紧密相关的，是分析师自我反省和自我分析能力的有效训练。在这个意义上，克雷默（Kramer, 1959）称之为"自动分析功能"的应用[泰森（Tyson, 1986）]。分析师的职业姿态（完全不等同于冷漠）是有助于分析师理解病人资料的因素之一，这一因素不会在分析师自己的分析训练中被恰当地分析，也不会在训练中被恰当地内化。职业姿态也是这样的一个因素，抛开理性的领悟不谈，它能够使某些未被分析的治疗师做正确的心理治疗，特别是在分析师的督导之下。进一步地说，我们要强调的是，我们既不能低估精神分析训练中自我分析的重要性，也不能低估由分析师未被分析的内在冲突所导致的反移情阻抗的意义。

反移情这一概念，很容易被用于精神分析治疗以外的领域，它可以成为一切医患关系或者治疗师－病人中的有用的元素。它对临床医生调整他对病人的反应有潜在的价值，也可以拓展到临床工作者在治疗机构中对其他同事反应的调整。例如，梅恩（Main, 1957, 1989）描述了一组使精神病院的医生和护士均产生了某种形式反应的病人。他认为，尽管这种反应可以被认为与这样的病人激活了工作人员的内在问题和冲突有关，却也可以是病人病理心理领域的外在表现形式。所以，对反移情反应的观察，对于诊断也是十分重要的。

第7章

阻 抗

治疗联盟（见第3章）和移情（见第4章、第5章）的某些方面与病人想维持治疗关系的倾向相关联，而阻抗的概念则涉及病人那一方对抗治疗过程的一些因素或力量。与其说阻抗是一个心理学概念，还不如说它是一个临床概念，尽管对阻抗最初的描述来自于与精神分析相关的治疗，它很容易在并没有实质性界定的情况下，便被延伸使用到其他的临床情景中。

作为一个临床概念，阻抗出现于弗洛伊德早期对其癔症病人"遗忘"的记忆进行探究的论著中。在精神分析产生自由联想技术以前，当弗洛伊德还只是使用催眠和"压力"（见第2章）技巧时，阻抗被认为是病人抵抗医生对其施加影响的一切因素。弗洛伊德将这些抵抗的倾向视为一些相同力量的反映，在治疗情景中，这些力量导致并且维持病人将痛苦的记忆与意识分离（压抑）。他评论说（1895）：

"所以，一种精神力量……最初将致病性的意念驱赶到联想之外，而现在则阻止它再回到记忆之中。癔症病人的'不知道'实际上是'不愿意去知道',——一种可以或多或少地意识到的不愿意。因此,治疗师的任务就是战胜对联想的阻抗。"

在弗洛伊德看来,与癔症或强迫性神经症("防御性神经症")不同之处在于,阻抗也存在于病理性状态下,如精神病状态。在描述一例慢性偏执狂时(1896b),他评论说:"在这例偏执狂病例中,如同其他两种我熟悉的防御性神经症,必定存在潜意识的想法和潜抑的记忆,它们可以通过与神经症病人相同的方法,即克服阻抗而被带入意识中……惟一的差别是,这些被唤起的想法大部分来自病人内心所听到的或幻觉的,就像她自己的声音一样。"

弗洛伊德对此病例的讨论很清楚地表明,他认为精神病性和神经症性产物的不同,在于其形式而非内容。那些在神经症病人可能以幻想或梦的形式出现的东西,在精神病病人那里则以一种信念出现(见第 5 章关于精神病性移情的讨论)。弗洛伊德在 1900 年就推论"任何阻碍分析工作进程的情形都是阻抗"。

阻抗的动机被认为是受到被唤起不愉快的想法和情感的威胁。这些已被潜抑(并阻止回想)的想法的特点是,"所有忧伤的类型,包括羞耻感的唤起,所有自我谴责和躯体疼痛,以及被伤害的感觉"(1895d)。精神分析进入到曾经描述过的第二阶段后(见第 1 章),对内在冲动和愿望(相对于痛苦的、真实的体验)引起冲突和激发防御的重要性的再认识,没有带来阻抗概念的根本改变。尽管如此,目前阻抗不仅被认为是直接抵抗对忧伤记忆的回忆,也抵抗对不可接受的冲动的关注。在弗洛伊德亲自撰写的关于"弗洛伊德的精神–分析过程"一文中,他声称:"阻抗这一因素已成为他的理论基石之一。那些一般以各种借口被撇在一边的想法……被他认为是潜抑的精神现象（思想和冲动）的衍生物，这些精神现象因阻抗反对其再现而被歪曲……阻抗越强烈，歪曲越严重。"

在这样的描述中可以发现一种新的元素。阻抗不再被认为是对不能接受的精神内容的完全压制，而应被认为对潜意识冲动和记忆的扭曲负责，扭曲的目的在于使它们在病人的自由联想中，以伪装的形式显现出来。从这个意义上来说，阻抗的运作方式与做梦时的"稽查"方式完全一样（Freud, 1900a），也就是说，防止不能接受的思想、情感或愿望变成意识。

阻抗的临床表现与这般"歪曲"或"稽查"过程之间的联系自然导致形成下面的情形，即阻抗不是在精神分析时偶尔出现，而是在做这种治疗中一直存在。病人"必须永远不能忽略的事实是，我们做的这种治疗是由持续不断的阻抗伴随的"（Freud, 1909c）。弗洛伊德在这一篇文章中还论述了病人从他们的痛苦中获得的满足感，这一观点被他扩展到其他方面。在本章节的后面，在谈及通过痛苦和通过满足惩罚的需要而获得快乐时，我们还会回到这一话题上来。

在第 4 章我们论述了弗洛伊德有关移情与阻抗之间关系的重要性。所谓的"移情阻抗"被认为是精神分析治疗过程最大的障碍[1912b，1940a，（1938）]。与治疗师有关的各种思想和感觉的被唤起，可以是病人取代回忆，而倾向重新体验被潜抑的早年重要的态度、感觉和经历所引起的结果。这些内容易于在分析情景的"此时此地"被重新唤起。这些从过去的人物转到治疗师身上的移情的发展，会被潜意识地感到极具危险。

弗洛伊德论述道（1912b）：

"变得被强大移情阻抗支配的病人，从跟医生真实的关

> 系中逃离……先感到自由，然后无视精神分析的基本原则，
> 即放弃对无论脑海中涌现什么都必须不加批评地陈述……
> 忘记他开始治疗时的目的，以及……漠视近期内给他很深
> 印象的合理的冲突及其结果。"

阻抗的来源和形式

1912年，在涉及进行精神分析过程中病人的阻抗来源时，弗洛伊德将其主要区分为移情阻抗和潜抑阻抗。作为病人固有的心理结构，后者就是阻抗意识到痛苦或危险的冲动或记忆。移情阻抗可以消失，甚至可以被能够加强治疗联盟的移情亲附所替代，而潜抑阻抗可以被认为是一种一直存在的（尽管具有波动性）内部力量，它与治疗目的相悖。

从《自我和本我》（Freud, 1923b）中描述"结构性"理论开始，进入了精神分析的第三阶段，它带来了阻抗概念的剧变。在弗洛伊德的重要著作《禁忌，症状和焦虑》（1926d）中，他指出，对自我的威胁不仅仅来源于本能，而且也来自超我和外部世界。在这一时期，他提出了第二焦虑理论，在该理论中，焦虑被视为威胁自我的信号，而不是如他原来所说，性冲动的潜抑使力比多转变为焦虑。在新理论中，危险信号能够促进自我防御活动，它接下来会导致分析中的阻抗。这样，弗洛伊德就处在区分五种主要阻抗类型和来源（1926d）的状态中：

(1) 潜抑阻抗。它可以被视为个体防御冲动、记忆、情感的需要的临床表现，一旦它们从深处进入意识，就可能会产生痛苦的情形或者有导致这一情形的危险。潜抑阻抗也可被视为所谓神经症疾

病中"原发性获益"的反映。在这里,"原发性获益"是指通过神经症症状的形成来解决痛苦的内在精神冲突所得到的结果。如果防御机制不能应对这种冲突,神经症症状是处置冲突和保护个体免于意识到烦恼和痛苦精神内容的最后手段。精神分析中的自由联想制造了对病人有持续和潜在危险的环境,因为自由联想过程向被潜抑的东西提供了诱惑。这接下来会加剧潜抑阻抗。潜抑的材料越接近意识,阻抗就越强烈,分析师的任务就是通过他的解释,促使这些内容以病人更容易忍受的形式出现(见第12章)。

(2)移情阻抗。尽管实质上它类似于潜抑阻抗,但仍有其特质,反映了在同分析师的关系中,以直接的或经过修饰的形式出现的对婴儿期冲动的对抗(见第4章)。分析情景以现实的当前扭曲形式,使那些被潜抑或以其他方式处理(如引起神经症症状本身)的材料复活。这种在精神分析关系中的过去的重现,会导致移情阻抗。在此分析师的任务同样是通过干预手段,帮助移情内容以一种可以忍受的方式进入意识。移情阻抗包括病人对分析师看法的有意识的抑制,也包括对被防御的潜意识的移情思维的反映。

(3)阻抗可以来自疾病的获益(继发获益)。尽管在最初情况中,症状可能被视为是"异体"而令人讨厌,但可能的、而且经常会发生的过程是,症状被"同化"入个体的心理组织。弗洛伊德这样说道:"自我现在开始如此表现,似乎它已经认识到症状最终会存在,惟一能做的事情就是从好的方面接受这种状况,并从中获得尽可能多的好处(1926a)。"这些来自症状的继发获益常见于由于生病而获得的好处和满足,以及被他人关心和怜悯,或者常见于针对那些被迫分享病人痛苦的人的攻击和报复冲动的满足感中。继发性获益也可因病人被惩罚需要或隐蔽的受虐狂倾向的满足而增加。大量从疾病获益的例子是"补偿神经症"病人，或那些由于来自社会的继发获益而继续患病的人，如"福利"津贴超过他所能挣得的工资。病人潜意识地不愿放弃从疾病中获得的这些继发好处，在治疗过程中，上述情形构成了阻抗的特殊形式。

（4）本我阻抗，来自对本能冲动表现类型和形式的任何变化的阻抗。正如弗洛伊德所说（1926e）："你可以想像，一个本能过程在几十年里总是沿着特定的道路行进，突然被要求走一条刚刚给他打开的新的道路，面对这一情况该可能有多么困难。"这种阻抗形式就必须通过弗洛伊德所说的"修通"来消除（见第 10 章）。我们认为，治疗中的这种阻抗可以被视为较为普通的心理学上的阻抗的一部分，即抵抗放弃后天获得的"习惯"和运作方式——"抛弃"（unlearning）阻抗。"修通"这一概念的一个方面就是获得新的运作方式和学会抑制旧习惯，以及更坚固地建立新习惯的过程。这一过程被认为构成了精神分析工作的重要部分。在一些精神分析著作中，"本我阻抗"也被认为源于力比多的"惰性"、"黏滞性"或"附着性"等生物性特性。

（5）超我阻抗，来自病人的内疚感或者他对惩罚的需要。弗洛伊德把超我阻抗看作是分析师最难以辨认和最难处置的一种阻抗。它反映了一种内疚的下意识感觉的运作（1923b），而且说明了病人对任何一步分析工作作出的明显矛盾的反应，这些反应都代表了由于自己良知的促进而防御这种或那种冲动的满足。因此，有着非常强烈的内疚感，如希望成为最受喜爱的儿子和胜过他兄弟姐妹的病人，会对任何具有威胁的变化产生阻抗反应，这些威胁来自病人比他的竞争对手可能更成功的情景。或者对于自己特殊性愿望有强烈潜意识内疚感的病人，在分析治疗过程中释放这些性愿望之后会用强烈的阻抗作出反应。超我阻抗可以有以下例证,一个允许自己有某种可唤起内疚想法的病人,压抑了这种想法,去做分析时会带着最终会被确认为内疚感的不适感,这种不适感使他对分析工作存在阻抗。这种超我阻抗的最强烈的形式能够在负性治疗反应中看到,这将在第8章讨论。

弗洛伊德认为阻抗的临床现象同病人的整个防御机制密切相关,尽管它不是独有的。虽然弗洛伊德经常将"压制"这一术语,在一般意义上作为防御的同义词,但阻抗和"压制"并无特定的联系。防御机制在应对危险环境中(特别是如果潜意识关于性或攻击的愿望被允许释放,并在意识或行动中直接表达,危险就会产生)发展起来并得以应用,这些机制包括投射、抵消、理智化、合理化、与攻击者认同、反向形成等。弗洛伊德说(1937c):"直接阻止过去危险的防御机制在治疗中以抵抗康复的方式重现。这是由于自我把康复本身作为一个新的危险。"

弗洛伊德对病人表现出的阻抗形式和潜在防御组织特性的关系做了许多考证。例如,他曾经描述过自由联想的特殊扭曲,这些扭曲被认为是强迫性神经症的特征(1909d)。但是,当阻抗的各种类型被认为是病人精神病理学各个方面的指针时(1926d),弗洛伊德却认为它们多半是分析工作的羁绊。

1936年,安娜·弗洛伊德在她的《自我及其防御机制》一书中,强调了阻抗在可以提供的有关病人的心理功能信息方面的延伸。因此,只要是反映了冲突的类型和防御的使用,阻抗就变成了对它们自己进行分析性研究的一个客体。阻抗分析本质上可以被视为对病人防御的各方面的分析,这些防御贯穿并构成了他的冲突的病理性结果。通过对阻抗的分析,"防御分析"已经成为精神分析技术中越来越重要的部分[弗洛伊德（Anna Freud, 1965）；格洛弗（Glover, 1955）；哈特曼（Hartmann, 1951）；桑德勒和弗洛伊德（Sandler, & Anne Freud, 1985）]。写过释梦文章的吉尔曼（Gillman, 1987）指出，从某种角度看，所有的梦都是"阻抗之梦"，它们的内容使那些被防御的潜意识材料模糊不清。同时，梦又被视为"看到用其他方法无法看到的材料的窗口"。吉尔曼还说，梦反映了病人的特征性防御，病人用这类防御避开对不愉快的心理内容的感知。

赖希（1928，1929，1933）在一系列重要的文章中证明，这些病人发展的违拗性格特征是过去防御过程的结果，而且这些防御以特征性的"违拗"态度在人格和精神分析过程中呈现出来。赖希称其为"性格盔甲"（charakter-panzerung）。他主张由这种"违拗"的人格特征所导致的阻抗应当作为分析工作最初的焦点，而安娜·弗洛伊德（1936）则认为，只有在没有发现涉及自我、驱力和情感的现实冲突线索的情况下，这些特殊的阻抗才能够放在分析的显著位置——斯特巴将这一观点作了进一步延伸。

1937年弗洛伊德出版了《分析的有限和无限》（Analysis Terminable and Interminable, 1937a），在该书中他讨论了限制分析工作成功的一系列因素。在这些因素之中，决定病人人格的无法改变的"基石"是他的驱力的先天遗传性的强度。另一个因素是隐匿冲突的难以接近，使它在移情中不重现，因而无法获得成功的分析。弗洛伊德还指出，力比多的可变性和黏附性特质，以及受生物因素决定的冲突的来源——如女性的阴茎嫉妒和男性的遗传性被动性——也促进了对变化的抵抗。

此后不久，多伊奇（Deutsch, 1939）提出把阻抗分为三个层面的形式：理智或"理智化"阻抗、移情阻抗，以及病人需要防御童年期材料再现，作为这种防御的结果而出现的阻抗。她详尽讨论了第一组阻抗，认为表现出理智化阻抗的病人是试图用理智的理解去取代分析的体验。这些阻抗可能见于高智商的人、强迫性神经症以及那些情感上受到了"阻滞和损害的病人，这些病人潜抑了生活的情感方面，只保留理智方面作为表现他们人格的方式"。

尽管阻抗和防御有着紧密的联系，已经被反复强调的是，阻抗不是防御的同义词［布罗依尔（Brenner, 1981）；格罗（Gero, 1951）；拉普兰什和庞塔利斯（Laplanche & Pontalis, 1973）；洛伊温斯坦（Loewenstein, 1954）；洛伦德（Lorand, 1958）；斯通（Stone, 1973）］。

布卢姆（1985）说得好：

> "防御的概念比阻抗要大，因为阻抗是一种在分析过程中发挥作用的治疗功能。阻抗通常可以在它对自由联想的影响和治疗联盟中病人对分析努力的配合中被发现，但是阻抗也可以用许多其他观点定义和描述，诸如移情阻抗、超我阻抗、本我阻抗、负性治疗反应、重复和退行倾向，等等。广义上说，防御阻碍内省，而内省使意识化成为可能，升高的防御性操作在分析过程中起着阻抗的作用。"

病人的防御是其心理结构的一个组成部分，而阻抗代表病人的企图，这种企图旨在保护自己免于因分析过程所带来的心理失衡而产生的威胁。正如格林森（1967）所说："阻抗保卫着病人神经症的现状，阻抗反对分析师、分析工作和病人合理的自我。"兰盖尔（Rangell, 1985）认为，阻抗可被视为在现有的防御太弱而不能应对时被自我激活的第二层防御。

斯通（1973）则强调了不同的方面，他将注意集中于以下事实：

"阻抗现象如果不是全部的，也大多数具有自我保护的、保守的倾向。它们的意义经常是来自衍生的非理性，大多数情况下表现为自我不协调，这使对它们的分析工作变得更为容易。必须提醒的是，它们的存在，从主观愿望方面来说，是为了保护被密封的人格的潜意识方面，相应地，它们保护成人的执行人格免于潜在的破坏性侵入和迄今为止潜意识内容的要求。"

他补充说："分析师一开始就被自我的婴儿部分视为一种威胁。"这反映出分析性设置给退行以诱惑，导致过去潜抑的愿望或冲动的增强，这些愿望或冲动源于增加的冲突和增高的阻抗。

一个对从弗洛伊德以来的精神分析文献的检索表明，在精神分析中，阻抗概念的主要观点仍然本质上保持着原意未变。但是，阻抗可能采取的多种形式被详细描述，很少有人怀疑，对阻抗的细微表现的敏感已经被认为是精神分析师全部技能中越来越重要的部分。重要的是要区别不能通过直接观察得到的阻抗的内在精神状态的概念和可观查到的阻抗的表现，这就是通常所指的"阻抗"。区分阻抗两种含义的失败，为巨大混乱的来源，因为第二类"阻抗"是增高的阻抗内在状态的产物，分析师需要针对内在状态的原因，而不是那一状态的特定表象（尽管这一方面也不能被忽略）。有必要注意到，那些通常被认为是阻抗特征的某些行为——如入睡和沉默——在某些精神分析观点看来，它们不仅被视为阻抗，也视为被压制的愿望、幻想或记忆的一种非语言表达形式［费伦齐（Ferenczi, 1914）；坎（Khan, 1963）］。

注意一下由格洛夫（1955）提出的关于"显性的"或称"极端的"的阻抗和"隐性的"阻抗之间描述性差异，或许会有一些用处。"极端的"的阻抗包含中断治疗、迟到、失约、沉默、赘述、自动排斥或曲解精神分析师说的一切、装傻、持续心不在焉和入睡。较明显的阻抗隐藏在对分析情景的要求的过分依从之下。他们显得同意分析师所说的所有内容,在提供材料(诸如梦)时相信,分析师对这些材料有特殊的兴趣,这种同意态度是一种形式,还有其他很多形式。正如格洛夫所说:"总体上说,这些不明显阻抗的特征就是它们还没有爆发,没有打断或干扰分析情景的外表,而是渗入到这一环境中,又从其中溢出。或者换一种表达,在这个环境中随波逐流而不是设置障碍反对它。"费尼切尔(1945a)区分了"急性"阻抗和相对的更隐蔽形式的阻抗,后者主要表现为,尽管精神分析治疗在毫无阻碍地进行,但病人缺少变化。尤其是在所谓的性格分析的情景中,自我和谐的和自我不和谐的(自我不相容)阻抗的区分,为重要的临床区分[德瓦尔德(Dewald,1980);吉尔(Gill,1988);赖希(Reich,1933);斯通(Stone,1973)]。病人能感知到自我不和谐的阻抗闯入了分析工作中。另一方面,自我和谐阻抗不被病人看作是一种阻抗,而被看成是对分析情景的一种恰当反应。"自我和谐"和"自我不和谐"这两个术语先于结构理论(Freud,1923b),应该被解读为"意识和谐"和"意识不和谐"。

最近,斯通(1973)和德瓦尔德(1980)在区分战术和战略阻抗上有相似的观点。德瓦尔德说:

"战略阻抗是那些基本潜意识的核心的精神活动,通过它病人一直在寻找婴儿期和童年早期驱力、驱力衍生物、客体选择,或者适应性或防御性的精神活动的满足。战术性阻抗代表在组织的不同等级中,被附加在个体内在精神和人际间的行为模式,通过它病人保护自己,使自己不注意到战略性核心阻抗以及与之连锁的冲突。在分析过程中，对它们的理解和推敲就是进入对自我、它的复合操作和无处不在的精神组织特征的分析的一个重要方式。"

尽管临床表现极其有用，但任何试图区分阻抗形式的努力必须要具有学术练习的特性［博伊斯基（Boesky,1985）；博施安（Boschán, 1987）；弗兰克（Frank,1985）；吉尔（Gill,1988）；吉尔曼（Gillman, 1987）；利普顿（Lipton,1977）；维恩纳（Vianna,1974,1975)］。阻抗可能采取形式的范围或许是无穷大的，探索阻抗的不同来源会更有成效，因为其来源在数量上是有限的，而且显示出特殊阻抗及其在特殊时刻的功能的动机的某些东西。正如德瓦尔德（1980）所说："阻抗的表象是变化多端的，在不同的病人和同一病人的不同分析阶段千变万化。"

只要涉及阻抗的来源，弗洛伊德（1926d）勾画的那些轮廓在精神分析技术理论中仍处于核心位置。然而，考虑到以后的文献，该目录需要被扩充和修改。以下便是据此所做的一种尝试，不过下列分类有许多重叠：

（1）由威胁引起的阻抗，这种威胁来自分析的过程和它的目的，也来源于病人制造的特定适应性。在这个意义上，适应性这一概念被用来指当面临外部世界和内部世界的双重压力时所做出的个体适应［海曼（Hartmann,1939）；桑德勒和乔弗（Sandler & Joffe, 1969)］。潜抑阻抗，作为一个可称作"防御阻抗"的特殊例子，能够包含其中，因为与潜抑不同的是，防御可以导致阻抗的产生。紧接着，防御机制可以被看成是一种适应机制，它对正常功能和卷入病理过程同样重要（Anna Freud,1936）。

（2）移情阻抗基本上是弗洛伊德所描述的，斯通（1973）总结了阻抗和移情的关系如下：

"首先，对意识到移情的防御和在移情神经症里的主观阐述。第二，对移情神经症机制和遗传降低的阻抗（斯通这里指出的概念解剖了移情冲突和对它的发展的理解），一旦建立对其的认识，它最终成为移情的附属物。第三，精神分析师对于病人自我的以及作为本我客体，同时作为具体化的超我的一部分经验的移情表达，精神分析师的现实功能和病人自我的理性的遵从部分之间同治疗同盟并列。"

斯通（1973）观察到"最重要的就是在治疗过程中建立一个可行、科学和有效的阻抗概念，作为在新的人际关系中重现的内部心理冲突的表征"。回想起詹姆斯·斯特雷奇（James Strachey）在1934年所写的内容非常有益，他写到："阻抗的一个特征便是在同治疗师的关系中出现；所以阻抗的解释也几乎是不可避免地成为移情解释。"因此，我们关于移情和阻抗关系的知识有了重大的发展。斯通（1973）和吉尔（1982）都区分了"移情感知的阻抗"（病人不愿意认识他的移情感觉和态度）和"移情解决的阻抗"。

近几年，对精神分析环境中人际关系透视方面的强调，很自然地导致了对那些会引起病人阻抗的因素在精神分析师中角色的考虑。斯通（1973）指出，"病人拒绝、敌对或不服从的态度，有时会引起医生自然的敌对反应"。他进一步把这称为治疗师的"反阻抗"。这种"反阻抗"是无意识的，并且会投射到病人身上［维恩纳（Vianna, 1975）］，直接的结果便是使病人产生阻抗。安娜·弗洛伊德（1954）提出，带着对移情必要的最严格的处理和解释的尊重，我仍感觉我们应该为这样的现实来留出空间，即在现实的人际关系中，治疗师和病人都是实在的人，有相同的成人地位。我想我们（在任何时候）

忽视上述所讲的事实，是否是对那些从病人那里获得的、容易被描述为"真正的移情"的敌对反应不负责任呢？安娜·弗洛伊德提醒说，"这些是技术性破坏性思维，应该谨慎处理"。

托梅和克歇莱（1987）说："分析师及其治疗技术对不断增长的负面移情和性爱移情的影响只是一笔带过……尽管普遍认识到负面移情如此强烈地依赖于反移情、治疗技术和分析师的理论水平——性爱移情也是同样的情况——上述事件还是会发生的。"

（3）正如弗洛伊德所说，阻抗来源于继发性获益。

（4）弗洛伊德所描述的超我阻抗。随后的发展，特别是通过费尔贝恩关于客体联系和阻抗之间的关系的论著，导致客体关系理论学家越来越少地根据弗洛伊德的结构式理论考虑问题，而主要是根据内部的客体关系来想像精神生活的本质。客体关系理论家将超我阻抗视为内化的批判甚至是虐待的形象的交互作用。费尔贝恩(1958)先生对内部客体关系和精神分析治疗之间的关系进行了精美的描述，他指出："从某种意义上说，精神分析治疗使自己融于斗争之中，作为病人通过移情中介，强迫和内心世界发生关系，作为心理治疗师的作用是在这个封闭的系统中产生一个缺口和提供一个治疗环境。病人在这种情况下，治疗关系的设置能引导接受外部现实世界的开放系统。"克恩贝格作出过相同的论断，他说考虑到理解病人的性格，相关冲突的压抑的客体关系在移情中被重新激发，在这种情况下性格防御转变成移情阻抗。

在自我和客体之间内部相互协商中获得安全感是没有多大疑问的，尽管这个关系可能是痛苦的源泉。随后，有组织的内部关系的存在肯定会对通过分析发生的改变有阻抗（Sandler, 1990a, 1990b）。

(5) 精神分析师采用错误的程序和不恰当的技术方式将引起阻抗。如果医生和病人都认识到和承认产生阻抗的原因，在治疗期间这些阻抗可能能够被解决。如果上述情况没有发生，这些阻抗可能导致治疗的失败或在虚假的基础上继续 [格洛弗（Glover, 1955）；格林森（Greenson, 1967）]。

(6) 由于分析治疗所产生的变化，可能导致病人与其生活环境中重要的人的关系处理上产生现实困难而产生阻抗（Freud, 1916 – 1917；Gill, 1988；Stone, 1973）。因此，一个受虐狂和其屈从的配偶对洞察和改变有阻抗，因为这一改变将威胁婚姻。

(7) 需要面临治愈和失去精神分析师的危险将促进阻抗。在精神分析治疗中，许多病人继续治疗是因为他从分析过程和关系中获得隐藏的满意。当病人把医生作为生活中的一个重要人物依赖时，这种情况更有可能发生。病人在潜意识中把医生当作保护神或衣食父母重复体验，这时对治愈的阻抗就是害怕失去这种关系的反应。当治疗被认为要结束时这类病人的病情可能变得更严重，但这和负性治疗反应是不同的（见第 8 章）。

(8) 因为分析工作是病人自尊的一种威胁，所以发生了阻抗 [亚伯拉罕（Abraham, 1919）]。这种情况在害羞是防御活动的主要动机的病人中尤其重要。这些病人难以忍受在治疗过程中出现的自己婴幼儿性的一面，因为他们认为这些样子是羞耻的。

早在 1919 年，亚伯拉罕写了一些病人的问题，这些病人通过控制自身的联想对分析治疗显示出持续阻抗。他们本质的自恋性格允许他们把对分析的违抗隐藏在表面对分析渴望的背后。如亚伯拉罕说，由于病人的自恋行为不能被满足，因此不能建立令人满意的正性功能移情，治疗工作就停滞了。在亚伯拉罕之后，人们对自恋病人以及那些有病理界限的严重人格障碍的人阻抗的分析进行了持续的关注 [维恩纳（Vianna, 1974）；博施安（Boschán, 1987）；克恩贝格（Kernberg, 1988）]。其中，非常重要的是梅勒妮·克莱因（1946, 1957），罗森费尔德（1956b, 1971）和科胡特（1971, 1977, 1984）所做的工作。

罗森费尔德认为，只有通过详细和精确的分析在分析性移情关系中的攻击性和嫉妒，才能够接近自恋病人的阻抗，这与对病人投射到分析师身上的被害焦虑进行解释时一样 [维恩纳（Vianna, 1974）]。克恩贝格（1988）从客体关系理论的观点，描述了自恋性冲动的分支，谈到对有自恋性格特点的病人的阻抗进行分析时，他说："病态的自大和相应的崇拜、贬低或可疑的恐惧的客体表现，在移情中的出现都可能允许事物内部关系的成分得到逐渐澄清，这将导致在真实自我、完美自我、完美客体等表现基础上的浓缩的自大。"现在许多精神分析师都认为自恋不应该和客体关系对立，而应当从特定类型的角度设想，内部客体关系也包括了个体与自己的关系。

（9）由于事实上需要过去已经适应的解决方案（包括神经症状）被忘却或抛弃，（病人）对这种放弃的阻抗便产生了。这一过程需要时间，也是修通过程的组成部分（见第 12 章）。这包括所谓的"本我阻抗"，也包含对人格更有组织和可控制性方面的机制模式改变的阻抗（如自我和超我）。近几年更加强调了 [如斯通（Stone, 1973）；托梅和克歇莱（Thomä & Kächele, 1987）] 在直接反对"经历的完整性，而不是反对明显的和排他的幼儿经历或反对过去的"阻抗（Stone, 1973）。这一观点同埃里克森（1987）所表达的观点联系起来，他认为有一个基于不愿意失去同表现自我相联的个体感觉的"特征阻抗"的存在。病人的自我组织越差，威胁越大，因此产生的阻抗越强烈。与此相似，奥格登（Ogden，1983）讨论了病人如何根据目前的经历阻抗逐渐改变的内部客体关系。而且，阻抗用来控制病人和分析师的"距离"，以防止控制的损失也就是防止安全感的损失（Sandler，1986；Thomä & Kächele，1987）。大多数分析师［如弗尼切尔（Fenichel，1941）］不接受本我阻抗作为一个可行的概念，而有的人［(如（Frank，1985）；Stone，1973；Thomä & Kächele，1987)］支持本我阻抗能够反映本能驱动强度的数量变化。

（10）赖希（1928，1929，1933）所描述的性格阻抗，源于性格特征的"固着"性质，这些特征在使它们减少或消失的原始冲突发生后仍会存在。这些特征对病人来说是可接受的，因为它们不会引起痛苦。博伊斯基（Boesky，1985）表达了这样的观点，即性格阻抗的整个概念应该被抛弃，"它将误导人们将所谓的性格阻抗和任何其他阻抗区别对待"。另外，克恩贝格（1980a）非常强烈地认为应该保留这一概念，他强调了评价这种阻抗与可分析性的关系的重要性。

毫无疑问，源于病人性格结构不可变方面的阻抗在精神分析中是非常重要的。桑德勒（1988）进一步发展了这一观点，他提出病人不可改变的"基石"（Freud，1937c）可以看作是特殊的精神生物学基础，在很大的程度上它包括特定的人与其环境之间，特定个体的发展生成的性格结构——特别是作为婴儿-照顾者相互作用的结果。这可能限制了精神分析可能取得的成就……不顾这个因素而认为任何事情都是可以"分析"的观点是拙劣的。

安娜·弗洛伊德关于自我约束的概念是适当的。她（Sandler & Anna Freud，1985）说：

"自我约束负责处理由外部经验所引起的不愉快感，思路是这样的：一旦孩子有了一次被激起不愉快感的经历，对他来说最容易做的事情是不要再进入相同的环境。这绝不是神经症的机制，但却是帮助我们形成不同的人格的机制之一。从一开始，对不愉快或多或少自动地避免，毕竟我们为什么应该有不愉快的经历？自我认为应该有其他可以替代的事情。"

桑德勒、肯尼和泰森（1980）详细讨论了幼儿精神分析治疗中阻抗的作用。他们认为在儿童精神分析中，"总的来说有必要去寻找交流和合作，而不是语言自由联想的阻抗"。

最后两种形式的阻抗明显有联系，甚至被认为是"继发性获益"的方式，然而它们的基础和普遍认为的"继发性获益"是不同的。人们提出，作为神经症症状、性格特征或其他一些功能方式，合适的解释应当被这样的事实所加强，即它作为一种功能模式的实用性和可预测性引起了安全感的逐渐增长，因而一旦原发性获益消失以后便出现了对改变的阻抗（Sandler, 1960a）。

正如桑德勒（Sandler）和乔夫（Joffe, 1986）所描述，它同被认为给出了一个行为方面模式的心理结构的坚持有关：

"为了解决正在进行的冲突，一些结构可能不断发展。尽管进入其构成的原始冲动不再以相同方式起作用，但这些结构可能仍然被坚持和利用来保持一种安全感。很有可能后者的结构通过行为治疗更容易改变。因此，一个神经症症状（和促进其症状的结构）可以用来指向（问题）解决，如一个正在进行的本能愿望和内部（超我）标准之间的冲突。但是，这一新的结构在今后作为产生安全感的方法起着相同的作用,如果有其他可行的提供安全感的方法,将产生和利用不同的更舒适的解决方案,并且抑制老的症状结构的使用……所有心理治疗的系统和技术(包括行为治疗)包含大量病人能够接受的潜在的可替换的安全解决方案。"

精神分析师中达成了如下的共识:使病人意识到自己的阻抗,并且努力使他们认识到这是一个必须明白和克服的障碍,是精神分析治疗过程的一个重要组成部分。这绝不是一个简单的任务,因为病人会经常企图证明或合理化自己的阻抗,并认为这种阻抗和环境是相一致的。病人会潜意识地认为成功的精神分析将威胁自己所建立的安全的神经症式的平衡。这种威胁可能非常大,甚至导致病人通过"逃入健康"的方式,并通过他的症状随着时间的推移已经逐渐消失的假象,来证明应该停止治疗来显示他的阻抗。这种可能作为分析的结果的恐惧显得如此强烈,甚至超过了症状的原发性和继发性获益。这种机制能够通过"逃入健康"而实现,尽管还不是很明白,但从我们的观点看,更好像当原发性获益减退或消失时,在疾病中的继发性获益对维持病人症状方面起着重要作用的情况下,这种情况更可能发生。"逃入健康"应该和否认自己的症状区别开来,后者仅仅是病人在对治疗的阻抗超过了对治疗的信赖的情况下,想停止治疗的一个借口。

阻抗的概念刚开始只是指病人对回忆和自由联想的阻抗,很清楚这个概念很快扩展到包括病人所产生的所有阻碍治疗目标和治疗过程的障碍。在精神分析和精神分析治疗中,通过精神分析师的解释和其他干预手段(见第10章)阻抗是能够被克服的。而且,精神分析师把阻抗的形式和内容看作是一种有用的信息资源。这种阻抗的观点能够使这个概念从精神分析方面扩展到所有形式的治疗过程中，即使在一般的医疗工作中，我们也能看到忘记预约、错误理解医生的医嘱、随意中断治疗等诸如此类的阻抗现象。考虑到一种方法在一个病人身上成功了却不适用于另一个病人，所以我们应该对不同的阻抗源采取不同的治疗手段。实际上，一些治疗方法取得成功得益于他们忽略了某一阻抗源，这对于那些失败的治疗也是同样正确的，因为他们没有对当阻抗出现时进行充分控制做出准备。在这些不同的阻抗情况中，阻抗本身也是一个有用的信息源。

第8章

负性治疗反应

因为许多理由,负性治疗反应的临床概念已经被包含在本书中。在精神分析的历史上,它是一个特别重要的概念,因为它所描述的临床现象,被弗洛伊德(1923b)选定用来阐明"潜意识的羞耻感"的工作机制和说明他所构想的特殊精神作用——超我的存在。而且,这一概念在临床心理学上被广泛使用。自从弗洛伊德对此概念进行最初的系统阐述后,关于这一主题有了许多重要的文章。不同于移情(见第4章和第5章)和见诸行动(见第9章)这样的概念,它在临床精神分析学之外没有得到广泛的应用。这可能会被认为是奇怪的,因为事实上这一概念看起来很容易不经改变就在临床环境中得到广泛应用。

弗洛伊德(1923b)第一次描述和解释了精神分析治疗中负面的治疗反应现象:

"在精神分析工作中,有些病人表现出一些非常奇特的行为方式。当治疗师对他们说病情有希望好转或对治疗的进程表示满意时,他们显得不满,并且病情毫无例外地变得更糟糕。开始治疗师把其作为挑战,即病人企图证明他们优于医生。但是,随后治疗师有了更深入和公正的观点,他开始明白这些人不但不能忍受任何表扬和赞赏,相反他们对治疗的进步有负性的反应。任何一个本应有效的治疗方案部分,它在其他人的身上产生了效果,对于这些病人,他们的病情出现了一定好转,症状出现了暂时的缓解,但随着时间的推移病情变得恶化;在治疗过程中他们变得更加糟而不是变得更好。"

弗洛伊德把他所认为的潜意识的羞耻感的作用和这种现象联系起来。由于病人良心的作用(超我的表现),在这些病例中,疾病被看作,至少是部分被看作执行了减轻或减少病人过错感的功能。病人的症状反映了一种对被惩罚或受难的需要,即他企图平息异常苛刻的、受谴责的良心。这些康复或康复的许诺,对此类病人代表了一种特定的威胁,也就是经受强烈的、可能无法忍受的、羞耻感的威胁。一般认为,病人症状的缓解,反映了这些病人潜意识里不被内心允许的童年愿望的实现。

弗洛伊德明确地把潜意识的羞耻感同负性治疗反应联系在一起,当他说负性治疗反应不能被合适地描述成"潜意识"时(1923b,1924c),他相信产生意识中的羞耻感的因素同样可在意识之外引起反应,尽管哲学上和语义上都反对"潜意识的羞耻感"的概念,但这个概念是有用的。在《受虐狂的经济问题》(1924)中,弗洛伊德进一步说潜意识羞耻感导致了负性治疗反应,这种情况在一些病例中可能通过隐蔽的受虐狂倾向得到加强[洛伊沃尔德(Loewald,1972],在受虐狂和负性治疗反应的文章中讨论了所谓的死亡本能的作用。它导致病人从疾病所带来的痛苦中获得长远的利益，并且表现为对康复的持续阻抗。他提出"神经症中所产生的痛苦对于受虐狂倾向是非常重要的"，他补充说："和所有理论和特例相反……如果神经症病人正处于不幸婚姻的痛苦中，钱全没了，还得了危险的器质疾病，任何治疗努力都失去了效果。在这个例子中，一种形式的痛苦被另外一种形式所代替。"在这篇文章中，弗洛伊德还表明了潜意识的羞耻感的观点是很难向病人解释的，并且，事实上这样做在心理学上是不正确的。他说"需要惩罚"的想法很容易掩盖所看到的病情。在1923年，弗洛伊德说当负性治疗反应是基于一种"被借来"的羞耻感时，这有可能取得非常好的治疗结果。弗洛伊德用"被借来的"羞耻感来指因对所爱的客体产生认同，而对该客体的羞耻也产生认同。这个现象已经进一步被后人讨论，利维（Levy，1982）对其进行了有效的研究。

就这样，弗洛伊德使用"负性治疗反应"既作为描述又作为一种解释。他使用这个概念作为特殊临床现象的描述，即伴随着一些鼓励（如精神分析师对分析工作的进展表示满意，或病人通过一些问题的改进使自己认识到这一进展）病人情况进一步恶化。当我们普遍期待他减轻痛苦的时候，这种现象就产生了。另外，根据心理机制的作用，他把负性治疗反应作为一种临床现象的解释。也就是说，采取使自己感觉更坏而不是更好的反应，目的是减少因为病情好转而引起的羞耻感。

弗洛伊德认为这种反应是精神分析中某种类型病人的特性。有趣的是，早些年前，他在完全不同的文章中已描述了这一基本相同的机制。1916年他在对许多不同性格类型的描述中，已经包含了"那些被成功破坏"的现象。通过对神经症起源于本能愿望的挫折这一概念的阐述，他进一步指出："使医生感到奇怪和迷惑不解的是，他们发现当人们一直怀有的根深蒂固的希望已经实现时，却时常生病。看上去他们好像无法忍受自己的快乐。因此，毫无疑问，成功和其生病之间存在着一定的因果关系。"弗洛伊德在他的论文中引用了这样一个病例：一个妇女和她的情人快乐地生活了许多年，看上去只需要使他们的结合合法化就能达到完全的快乐。但最后，他们结婚时她自己却垮掉了，得了难治的妄想症。弗洛伊德还引用了一个教师的例子，他一直希望超越自己的导师。事实上，当他选择作为成功者时，他却对自己产生了怀疑，自觉毫无价值，并深受抑郁症的折磨，这种状况持续了好几年。弗洛伊德引用了伊布森(Ibsen)的《罗斯梅尔庄园》(*Rosmersholm*) 中的麦克贝思女士（lady Macbeth）和丽贝卡·韦斯特（Rebecca West）作为例子。弗洛伊德说，精神分析毫不费力地向我们展示了"是良心的压力阻止人们从幸运的现实改变中获得长久期望的利益"(1916d)。

有关负性治疗反应的内容在早期的精神分析文献中是相当少的。威廉·赖希（Wilhelm Reich, 1934）提出它的出现是由于错误的分析技术——尤其对反移情的错误分析。法伊根鲍姆（Feigenbaum, 1934）的文章中描述了相关的临床细节，其后不久发表的两篇重要的论文则包括了许多不同的机制[霍妮（Horney, 1936）；里维埃尔（Riviere, 1936）]，使其扩展了弗洛伊德最初的概念。

在 1936 年，里维埃尔指出，弗洛伊德所描述的负性治疗反应并不意味着病人一定不能进行分析治疗。有这种反应的病人并不总是中断治疗。并且，通过适当的精神分析治疗病人的病情可能会引起一些变化。里维埃尔进一步提出，弗洛伊德对这种反应的定义，实际上不是很确切，因为负性治疗反应同样可指那些没有从治疗中受益的病人的情况。显然对于这一概念,她的观点比弗洛伊德更广泛。她包括了相当数量的对分析的强烈阻抗,比如病人明确或含蓄地拒绝接受分析师解释。之后,相当数量的作者也有同样的观点 [如罗森费尔德(Rosenfeld,1968)]。里维埃尔许多的论点与我们的内容有关,比如阻抗的产生是由于分析工作对病人的自尊心和那些固有的性格特征(见第7章)产生了威胁。另外,与这类病人缺乏足够的治疗联盟有关。

和里维埃尔不同,霍妮(Horney,1936)明确指出,负性治疗反应不是笼统地指任何病人情况的恶化。她说只有那些治疗师有理由期望病人好转的病例才被包括在内。她继续说:

"在许多负性治疗反应的例子中,病人实际上明显地感到这种缓解,于是,如同所描述的那样,不久之后,反应出现了。举例来说,如症状的增加、泄气、希望中断治疗等。总而言之,是一段明确的连锁反应的出现,首先是症状的缓解,随后病人从进展的希望中退缩回来,泄气、怀疑(他自己或分析师)、绝望、希望中断治疗,并且说'我年纪太大了,已无法改变'。"

霍妮说负性治疗反应是由于一种特殊的受虐型人格结构而在个体中形成的。对这样的人,分析师作出的"好的"解释(病人感觉正确的解释)所产生的效果,被认为可能有五种情况,这些情况并不总是出现,也并非同等强大的,但可以合并出现:

(1)这样的病人视"好的"解释为和分析师竞争的一种刺激。病人对分析师比自己优越感到愤恨。霍妮认为这类病人的竞争性和敌意超出一般水平,他们相当有野心,与他们的野心相伴的是深深的敌意。他们经常通过轻视分析师和企图战胜他来表达他们的敌意和失败的感觉。在这种情况下,病人的反应不是针对解释的内容而是分析师技能的展示。

（2）当治疗师向他表明他不完美，有"一般的"焦虑时，这种解释可能被病人认为是对自尊心的一种打击。他感到被责备，并且可能表现出一种通过责备分析师以企图扭转局面的负性反应。

（3）解释之后出现缓解的感觉，但很短暂。病人的反应好像解决方案意味着向恢复和成功迈进似的。这个反应看上去使对成功和失败的恐惧都具体化了。一方面，病人感到如果他达到成功他将招致妒忌和怨恨，就像他对其他成功者的态度那样；但另一方面，他害怕如果他向远大的目标前进但失败了，别人将像他希望压垮别人一样压垮他。这样的病人从所有涉及竞争的目标中退缩，并且在自己身上强加一个持续的约束或检查过程。

（4）解释被认为是一个不公平的谴责，病人经常感到分析好像是一场审讯。解释加强了已有的自责感，并且病人直接用谴责来反对分析师。

（5）病人感到解释是拒绝，并且认为揭露他自己的困难对分析师来说，是在表达不喜欢或轻视的情感。这种类型的反应是与对情感的强烈需要和对拒绝同样强烈的敏感相关联的。

这些对解释的反应霍妮已详细阐述过，正因为它们在临床上十分重要，我们在这里已花了不少篇幅。然而，尽管她最初对负性治疗反应作了精确描述，霍妮（像 Riviere 那样）将基于不同心理机制的其他负性反应包括在内。虽然从治疗这些有自恋和性受虐个性特点的病人的角度来看，这些内容是重要的，但这同弗洛伊德描述的反应在本质上是不同的。弗洛伊德指当病人可以被期待改善时，他显示出症状恶化的负性治疗反应，这与对"正确的"解释产生怨恨或者显示一些攻击性的"对立性"病人大不相同。有强烈羞耻感和需要"被惩罚"感的病人存在着负性治疗反应的临床证据,可以从他们对解释的异常反应中发现:他们将解释视为被攻击、批评或惩罚。

桑德勒描述了一个受虐狂的病人,该病人就表现出了他所谓的"积极治疗反应":

"由于她的沉默和交流的困难意味着引起我的愤怒,并且因为那时缺少经验。我不时地……通过我的评论或者用我的语调来表达我对她的愤怒。只要出现这种情况,她就变得轻松,而随后的谈话也顺利起来。她能很好地表达,并且新的谈话内容也出现了。现在我明白了,那时我的行为在无意中满足了她对惩罚的需要。"

直到 20 世纪 60 年代,我们所见的论述或涉及这一主题的精神分析的著作 [如阿金(Arkin, 1960);布伦讷(Brenner, 1959);塞西欧(Cesio, 1956, 1958, 1960a, 1960b);艾德尔贝格(Eidelberg, 1948);法伊根鲍姆(Feigenbaum, 1934);格林鲍姆(Greenbaum, 1956);霍妮(Horney, 1936);伊弗米(Ivimey, 1948);莱温(Lewin, 1950);里维埃尔(Rivere, 1936);萨尔茨曼(Salzman, 1960)],对我们认识和理解弗洛伊德的理论并无多少帮助。相反,概念的意思被扩展了。其结果是它以各种方式被应用。奥利尼克(1964)在一篇文章中总结了许多治疗师对负性治疗反应的错误概念,他表达了他对使术语和注释模糊不清的倾向的担忧。他说:"有时仍有人将治疗中病人情况的恶化不加区分地加上一个术语。"奥利尼克用"伪"负性治疗反应来描述在病人已经做好适当准备之前,就作出关于潜意识愿望的解释这一错误技术造成的影响。病人由于过早地接受解释反而感觉更差,但是这不是弗洛伊德所说的负性治疗反应。奥利尼克进一步认为负性治疗反应是消极论的特例。他将否定态度的来源追溯到儿童的早年生活，将其间在孩子身上形成不满的对立和反抗情绪联系起来。

现在有一种依据儿童早年生活关系的变化把负性治疗反应概念化的趋势。许多作者 [如阿施（Asch, 1976）；朗普尔－德－格鲁特（Lampl - de - Groot, 1967）；利门塔尼（Limentani, 1981）；奥利尼克（Olinick, 1964, 1970, 1978）] 已经注意到由于病人退行到与内心想像中抑郁的、充满爱恨矛盾的母亲形象相融引起的反应。特别是利门塔尼（1981）提到了对于重新体验与早期创伤经历相关的精神痛苦的恐惧。很可能是因为在此过程中，想要放弃同早期儿童时代重要人物之间关系的想法出现了而导致病人体验到内疚，这种内疚对负性治疗反应的出现有重要作用。这些接近内心的约束，可能是天然的"自虐和受虐狂"，而后者负性治疗反应的出现，可能反映出病人对同客体相关的受虐性自我摧毁的需要 [洛伊沃尔德（Loewald, 1972）]。病人个性化的失败和同早期重要人物的分离 [马勒尔（Mahler, 1968）；马勒尔、派恩和贝格曼（Mahler, Pine & Bergman, 1975）]，在最近几年已被特别强调，并且许多作者在研究负性治疗反应时，应用了个性化——分离的框架 [如瓦伦斯坦（Valenstein, 1973）；阿施（Asch, 1976）；格鲁讷特（Grunert, 1979）；鲁西荣（Roussillon, 1985）]。

阿施（Asch, 1976）在一次关于负性治疗反应的讨论中，把注意力集中在早期受虐关系和自恋回报的获取之间的关系上：

> "一个由对生活的苦难充满了理想化，回避满足的父母抚养成长，并把父母形象中的这些部分内化的人，在分析中将拒绝好转，并且特别地会抗拒那些有助于移除障碍、

使他获得快乐的解释。一旦一个道德系统被整合，对其顺从不仅会消除内疚感，同时也会使自恋的满足终止。"

进一步说，病人可能害怕失去所谓的"自恋和全能的神"，害怕失去在自己家里的主宰感，如果他接受解释之后的进步，由于进步意味着放弃独立和自我控制，将导致失去自尊心 [克恩贝格（Kernberg, 1975）；索绪尔（Saussure, 1979）；布兰德夏弗特（Brandchaft, 1983）]。

科胡特在发展自体心理学的过程中，推测受自恋困扰的病人在他早期客体关系中存在缺陷。布兰德夏弗特（1983）在科胡特之后，将负性治疗反应归因于病人发展和确立"有凝聚力和充满活力的"自我的失败，他说自我易受伤害的病人需要维护同治疗师的关系，治疗师在病人眼里是一个无情的失败人物。他认为这是负性治疗反应的根源。

负性治疗反应在有抑郁倾向的病人中产生，是一个从 1936 年以来在文献中已经多次被提及的主题 [如格罗（Gero, 1936）；霍妮（Horney, 1936）；莱温（Lewin, 1950, 1961）；奥利尼克（Olinick, 1970）；里维埃尔（Riviere, 1936）]。人们注意到对一些病人而言，成功意味着背离或是丧失与自己良知严厉要求相关的"理想"状态。对那些有抑郁倾向的病人而言，显然是由于"理想"状态的丧失引起的痛苦导致了抑郁反应（Joffe & Sander, 1965）。根据临床经验，负性治疗反应同抑郁的关系可以从一些病人的反应中发现，他们产生一系列心理和生理上的症状来针对居丧反应和抑郁状态的发展。这些症状的产生被认为同内心痛苦相关（Joffe & Sander, 1967）。

自从梅勒妮·克莱因（1957）的《嫉妒和感恩》一书出版以来，

人们日益重视嫉妒和相关的破坏在成长和病理学中的作用。在自恋和边缘人格的病人中，嫉妒在负性治疗反应里扮演的角色已经被强调 [J·贝古安和F·贝古安（Bégoin & Bégoin, 1979）；克恩贝格（Kernberg, 1975）；罗森费尔德（Rosenfeld, 1975）；西格尔（Segal, 1983）；斯皮利厄斯（Spillius, 1979）]。病人可能对分析师作出正确解释的能力产生嫉妒和愤怒，随后通过负性治疗反应来破坏分析师的力量。有趣的是，这是霍妮在1936年就已提出的观点。克恩贝格（1975）说那些自恋的病人需要击败治疗师，他们"破坏其他人对自己的帮助，即使他们自己在这过程中受到伤害"。

巴兰哲（Baranger, 1974）对梅勒妮·克莱因关于负性治疗反应的观点作了积极的评价：

"梅勒妮·克莱因……在《嫉妒和感恩》中提出了重要的观点，即嫉妒是负性治疗反应的来源；它对这一现象的描述非常精确，当分析师确信他能理解被分析者并与后者分享这个确信时，负性治疗反应就出现了；被分析者以此来阻挠分析师的成功并击败他。这是被分析者的最后一招。这样，他显得仍有能力使分析师失败，即使这以他自己的失败为代价。"

在前几章我们讨论了分析中人际关系的重要性，关于负性治疗反应，奥利尼克（1970）说，"尽管它可能在某一个人身上得到解释，但作为术语，负性治疗反应要求在其他人身上也能解释……负性治疗反应引起对一个将要惩罚的人的探索"。这显然已经包含了在分析中引起反移情（见第6章）的状况。奥利尼克说，反移情可见于所有的分析师，并且能特别容易产生在对负性治疗反应的不同性格学的反应上。移情和反移情已经被许多作者 [阿施（Asch, 1976）；

布伦纳（Brenner，1959）；克恩贝格（Kernberg，1975）；利门塔尼（Limentani，1981）；洛伊沃尔德（Loewald，1972）；奥利尼克（Olinick，1964，1979）]讨论，负性治疗反应可能引起分析师失望，并影响在分析中所处的中立地位，这被看成能引起或挑起分析师反应的一种方法。兰斯（1976）指出，通常病人对分析的反应是解释产生效果，对负性治疗反应来说，病人坚持阻止其生效，这样可以否认分析的有效性。

毫无疑问，负性治疗反应的倾向存在于个人的特性中，而不是精神分析中的一种特殊功能；这些对恢复或成功状态的威胁作出的异常反应，被认为也可能产生于其他临床情况中。可以预料，在任何形式治疗中都能见到这些病人对治疗的进展（或对治疗师表示出的满意）作出相似的反应。另外，在这些人的个人史中，都能发现对成功和成就体验表示出的相似的"负性"反应。

对已开始好转的病人出现复发还有许多其他理由，这与弗洛伊德所描述的负性治疗反应可能不尽一致。例如，在治疗结束时，可能产生一个短暂的症状。这在其他治疗中也可见到，比如当面临出院或与门诊病人一起讨论终止治疗的时候。一些复发同在这一阶段病人对医生的依赖尚未解决有关，同样，复发也可能表示病人对终止治疗后可能面对的精神失控的恐惧，并通过在结束治疗前再次发病来解决。

负性治疗反应作为一种临床现象，不一定反映了治疗师存在不完善的技术或不适当的干预。所以，我们一再强调治疗失败有许多理由，但不是所有失败都应当被认为是负性治疗反应。有关反应机制和对可能产生反应的个性结构的特殊类型进行预后判断的知识，有广阔的临床应用价值。比如，它能使精神科医生在对那些有强烈自罪感和负性治疗反应倾向的抑郁症病人提出度假的建议前谨慎一些。因为这可能激起病人严重的痛苦和绝望情绪，甚至发生自杀。

已经发表的文章在两个主要方面拓展了负性治疗反应的概念。第一个方面是将这种特殊反应与更普遍的阻抗和消极态度或同各种形式的受虐狂现象联系起来。虽然这样的观点增长了我们对阻抗的理解，但负性治疗反应的特征是治疗向前"迈了一步"的时候出现了倒退。在我们看来，把这种反应同一般概念的阻抗加以区别，使其恢复弗洛伊德描述的两步过程的原貌是极其重要的。然而，鲁西荣（Roussillon，1985）提出，在负性治疗反应中有三个而非两个阶段。他的观点很有说服力：首先病人症状改善，接着分析师表达满意的情绪，最后是病人情况的恶化。反应在这里被看成移情现象。我们可以推测不同于任何其他病理学，负性治疗反应中的分离阶段反映了病人在幼儿时期失望，总跟随着鼓励、希望和乐观出现的体验。

概念发展的第二个主要方面，是把对负性治疗反应的动力学和病理学因素的理解扩展到潜意识的羞耻感之外的领域。如同我们在本章中所示，负性治疗反应的来源有许多可能。因此，正如我们已经表示的那样，如果负性治疗反应作为对一种特殊反应的描述需要被保留下来，那么只用潜意识羞耻感来解释这一现象肯定是非常狭隘的。

第 9 章

见诸行动

在本书所谈到的所有临床概念中,见诸行动可能是自从弗洛伊德首次介绍它以来意义涵盖面最广、变化最多的词汇[状态阿特金斯(Atkins, 1970);博伊斯基(Boesky, 1982);埃拉德(Erard, 1983);弗洛伊德[Freud, 1905e (1901)];霍尔德(Holder, 1970);因范蒂(Infante, 1976);兰斯(Langs, 1976);托梅和克歇莱(Thomä & Kächele, 1987)]。

对于由此引起的混乱,布洛斯(Blos, 1966)评论说:

"因为被广泛引用和意义繁多,见诸行动这一概念已经不堪重负。较为简洁的定义是,见诸行动是在精神分析过程中被察觉到的、合理的、可分析的阻抗的一种放大的形式,用以协调过失行为和其他各种病理的、冲动的行为,这是该概念在意义上扩张的转折点。我想(或者说我正在)在一个意义丰富的概念之下探索,渴望发现一处空旷的地方,以获得更加广阔的视野。"

精神分析师和其他人士现在倾向于认为，这一概念包含一系列冲动的、反社会的或者危险的行为，但他们常常没有关注引起这些行为的具体环境。有时，见诸行动被用于一种轻蔑的情境中，表示对病人甚至对治疗师的行为的谴责。对近期相关文献的考察显示，在目前众多的用法中，仅仅在一般标准上，与见诸行动相关的行为就占有很大数量。

目前围绕这一概念的混乱，部分来自于对弗洛伊德原始术语的翻译。1901年，在《日常生活中的病理心理学》中，他使用了一个通俗的德语单词"handeln（动作）"来描述过失行为，这些行为可以被理解成无意识意义的。但是，1905年，在多拉（Dora）的病例中，在一个特殊的技术场景，他使用的词是 agieren（意思与"动作"类似，但隐含着更多的共情）。agieren 被翻译成 acting out（见诸行动），也许是后一个概念，尤其是后一个概念中的介词 out，是这个概念在英国和美国的文献中意义发生改变的部分原因。例如，贝拉克（Bellak，1965）谈到弗洛伊德在《日常生活中的病理心理学》中首次提到见诸行动，但是，贝拉克混淆了 handeln 和 agieren，开始描述各种见诸行动的实际表现的临床意义。格里纳克（Greenacre，1950）和雷克斯福德（Rexford，1966）也含蓄地认为 acting（handeln）和 acting out（agieren）的意义是相同的。

弗洛伊德的病人多拉在被治疗了3个月以后终止了治疗，他把这一突然的行为归因于他的疏忽，并注意到病人把她对过去的重要人物的情感转移到了他身上。弗洛伊德写到："在这种方式中，我没有意识到移情的存在，而且，由于我身上的某种未知特质，使多拉联想到了 K 先生，她向我复仇，就像向 K 先生复仇一样，她逃离了我，就像 K 先生曾经接受她又逃离了她一样。所以，她将部分的回忆和幻想见诸于行动,而不是在治疗中将其呈现出来[1905e(1901)]。在这里,见诸行动是与移情和阻抗联系在一起的,它也可以被看作是回忆的替代品。她没有回忆她的过去,并在自由联想中展现,而是将记忆变成了行动。"

弗洛伊德对这一概念的最集中的讨论是在他的论文《记忆、重复和修通》(1914g)中。见诸行动在这里直接与精神分析治疗的场景联系在一起。如在多拉的病例中,它被用于描述病人所做出的作为记忆的替代品的行为。他说:

"病人不再记得被他忘记的和被压抑的任何东西,而是将它见诸于行动;他重复它,而不知道他正在重复它。例如,病人不会说他记得他习惯于挑战和批评他父母亲的权威,却会以同样的方式对待医生。"

弗洛伊德进一步提到,见诸行动是一种记忆的方式,它会在分析中显现。他提示,移情也可以被认为是"一种重复",而且,当病人的重复将医生卷入之时(如病人爱上分析师),移情和见诸行动可以是一回事。但是,他也将见诸行动与阻抗联系起来:"阻抗越大,替代记忆的见诸行动就会越强烈(重复),在分析的过程中,假如移情变得敌对和失控,为了压制移情,记忆会立即变为见诸行动。"

弗洛伊德区分了分析场景中的见诸行动和分析场景之外的见诸行动。两种形式都被认为是分析和治疗的结果。在分析过程中,移情为见诸行动提供了工具,这也许是被压抑的记忆浮到表面来的惟一方式。分析之外的见诸行动对治疗和病人有着潜在的威胁,这类见诸行动经常是难以预防的,当然也不一定总是需要干预。弗洛伊德建议,为了防止病人因将其内心冲动见诸行动而受到伤害,治疗师应该让病人承诺，在治疗期间不做出可能会对病人的生活造成影响的重要决定。

但是，他补充说："与此同时，治疗师应该使病人的个人自由和这一限制和谐相处，而不应该阻碍他的不太重要的意图，即使这些意图是愚蠢的；治疗师不要忘记，一个人只有通过自己的经历和不幸才可以学会判断。对于有些病人来说，在治疗过程中我们无法阻止他们卷入一些不愉快的事件，他们只有在那些事件结束以后才能够接受分析。有时候，在把移情的缰绳套在强烈的本能冲动之前，本能冲动已经是势不可挡了，或者说，让病人去做治疗的镣铐被病人的重复性行为打断了。"（1914g）

但是，由于分析治疗的时间比过去长，所以要求病人不做出重大决定（如结婚）的限制现在得到了修改或者放弃。

在随后的讨论中，弗洛伊德对见诸行动的观点在本质上没有什么改变 [1920g, 1939a, 1940a (1938)]，很显然，他一直认为，见诸行动是一个与精神分析治疗有着特殊关联的临床精神分析概念。精神分析相当早期的文献开始背离弗洛伊德的原意有一系列因素在起作用，以下是其中一部分：

（1）对弗洛伊德的观点断章取义的做法，使这一概念的意义扩大了。对于在阻抗的状态下病人重复着什么的这一问题，弗洛伊德认为："我们现在可以问，他事实上在重复什么或者在做什么。答案是，他通过把被压抑的资源变成显露出来的人格特点——他的习惯、不稳定的态度和病态的性格——的方式重复着一切。他也在治疗过程中重复他所有的症状（1914g）。"尽管见诸行动是重复的一部分，但并不意味着重复与见诸行动是同义词。弗洛伊德从不将见诸行动置于具体的临床过程之外。

(2) 将 agieren 翻译成见诸行动（acting out），使一些作者限定了见诸行动这一概念在分析治疗场景之外的应用，这也导致了一个新词 acting in 的出现，用以描述弗洛伊德提到的、发生在分析中的"见诸行动"[艾德尔贝格（Eidelberg，1968）；罗森（Rosen，1965）；齐利格斯（Zeligs，1957）]。当然，acting in 使用得并不太多。

(3) 精神分析的理论被纳入普通心理学[哈特曼（Hartmann，1939，1944，1964）]的趋势，使得一些临床概念被改变为普通心理学的术语。当然这一趋势是因为弗洛伊德坚持认为，在精神分析治疗中可以观察到的事实，同样可以在精神分析之外被观察到。使临床概念变成普通概念的一个结果是，它们会失去一些临床的精确性，这一点我们在讨论移情时谈到过（见第4章），也同样适用于见诸行动。

(4) 见诸行动源自对成年神经症病人的精神分析治疗中，这些病人被认为可以遵守自由联想技术的基本原则。在对严重人格障碍、精神病、青少年和儿童的精神分析治疗中，出现了新的技术问题，这导致了概念的意义的扩张。由于上述病人群体的冲动性行为和神经症病人在治疗的压力下的见诸行动很相似，这导致将冲动性行为称为见诸行动变成一件很容易的事情[安娜·弗洛伊德（Anna Freud，1968）]。

(5) 见诸行动被弗洛伊德认为是一种阻抗的表现，可以产生对病人和分析过程不愉快的结果。所以对他的同行和追随者来说，相对于其他的行为，见诸行动可以引起更多的不愉快。极端的例子是，病人或者其他人在社会的或道德上的令人不快的行为，被一些人称为见诸行动。

费尼切尔（Fenichel，1945b）研究了在治疗关系中和个体人格中的见诸行动倾向。他将冲动性行为的倾向归因为1岁以前所遇到的困难，是对挫折的反抗。他还说，童年时期的创伤性经历可以导致通过行为重复性地试图获得控制权，这种控制是曾经被动地、创伤性地经历过的。费尼切尔比弗洛伊德更清楚地区分了移情和见诸行动，他说，见诸行动的倾向是一种与特定个体相关的功能，可以在比精神分析治疗更广阔的背景上来理解。

"有见诸行动倾向的个体并不会在意是在治疗之外还是在治疗之中。他们通常缺乏分辨过去和现在的能力，没有学习的愿望，面对刺激时用粗暴的反应代替适当的反应。但是这些反应并不是真正的行动——有时候它们仅仅是由情绪性的态度组成；如果这一态度是针对明确的个人，那我们宁可称其为'移情'，而不分对象的行为我们则称之为见诸行动"。

费尼切尔的主要观点是一些人比另一些人更容易将潜意识的冲动见诸于行动。这个观点比较有趣。但他将这类冲动行为称之为见诸行动，削弱了明显地存在于见诸行动和移情性阻抗之间的联系。用这种方式理解见诸行动，那实际上是在讨论另一个话题，即倾向于用行为的方式表现冲动的个体的特征。

格里纳克（Greenacre，1950）也将见诸行动视为一种制造治疗困难的习惯。她将见诸行动定义为："记忆的一种特殊形式，老的记忆变成一种或有序或无序、常常是经过少许伪装的行为方式。不是一种清晰的视觉的或者语言的回忆，也不能观察到一种特殊的行为是由记忆所引起的。病人的行为对他自己来说是合理和恰当的。"见诸行动的这一最后特征，即它的"自我和谐"的特征，被后来的很多文献强调过［如布卢姆（Blum，1976）；格林森（Greenson，1966，1967）］。

格里纳克还研究了见诸行动在发展过程中的决定性因素，对此费尼切尔（Fenichel，1945b）评论说，她"特别强调了视觉上的敏感导致对戏剧性的偏好，以及潜意识层面对行动的魔力的强大信念"。格里纳克说习惯性见诸行动的倾向是2岁以前特定问题的结果。见诸行动与学会语言以前的经历的关系，被后来的许多文献强调过，尤其被梅勒妮·克莱因的追随者［如比昂（Bion，1962）；格林贝格（Grinberg，1968，1987）；梅尔策（Meltzer，1967）；罗森弗尔德（Rosenfeld，1965b）］强调过，其他人也强调过这一点。布卢姆（Blum，1976）强调说："非常早期的童年创伤滋生了而且固化了见诸行动。前俄狄浦斯期和前语言期的创伤干扰了认知的发展和对行为的控制，并可导致强迫性地要'生活到外面去'……分裂的个体所遇到的成长的困难［马勒尔（Mahler，1968）；格里纳克（Greenacre，1968）］预示着以后的虚弱的自我去见诸行动。"阿纳斯塔索保洛斯（Anastasopoulos，1988）认为，见诸行动，尤其是青少年的见诸行动，可以是象征性退行的表现，是抽象性思维发展迟缓。他还认为见诸行动是原始的象征性交流的方式。

近年来，出现了一种针对各种行为或多或少不加分辨地使用这一概念的倾向。我们发现了两个集子［阿布特和魏斯曼（Abt & Weissman，1965，1976）］，讨论各种各样的行为紊乱问题，药物滥用、酒精依赖、心身疾病、肥胖、同性恋、学习困难等，全部被认为是见诸行动的特殊形式。

在该书的序言中，贝拉克（Bellak，1965）评论道：

"见诸行动即使在其狭义的定义中，也有重要的社会学

意义。在一个小的家庭中作为一种负性情绪的载体，或者在一个国家里作为政治煽动者，人格障碍都是一个严重的问题。违法者、成人犯罪、药物滥用、普通精神病以及政治狂人，都是需要解决的重大社会问题。我们需要知道如何制止这类坏的肇事者，理解他们以便在治疗中和社会中控制他们，我们现在就需要了解谁会见诸行动以及在什么时候见诸行动。"

类似的，多伊奇（Deutsch, 1966）将这一概念从临床心理学扩展到了普通心理学：

"在某种程度上，我们都是见诸行动者，因为每个人都有攻击倾向、被压抑的争斗心和或多或少的由幻想造成的压力等。艺术家能够通过见诸行动来创造他们的艺术品；各种类型和各种程度的神经症病人通过他们的症状来见诸行动；转换型癔症，以及表演性的朦胧状态；有仪式行为的强迫症病人；有幻觉和错觉的精神病病人；有反社会行为的违法者。"

概念的意义如此扩张，便完全剥夺了它的原来的意义，并且，我们可能要不恰当地使用诸如"举动"（enactment）这样的没有被文献系统地使用的词汇，来描述一般冲动性或非理性的行为与治疗过程中的见诸行动的区别。而且，概念的如此扩展增加了它的侮辱性的内涵。

费尼切尔曾经评论道（Fenichel, 1941）："我们必须从治疗的角度来思考所谓的'见诸行动'。对于未能完全投入治疗的个体而言，见诸行动是一个受（治疗师）欢迎的信号，因为这意味着在分析过程中发生了一些事件，利用这些事件我们可以而且必须发现其背后的潜意识过程。"但是，在最近的文献中，有一种反对滥用这一概念的倾向，一些精神分析著作者倡议，将见诸行动限定于表达在治疗过程中把特定的、无意识的冲动转化为行为的现象[如比尔杰（Bilger，1986）；布卢姆（Blum，1976）；埃拉德（Erard，1983）；安娜·弗洛伊德（Anna Freud，1968）；格林森（Greenson，1967）；利门塔尼（Limentani，1966）；兰盖尔（Rangell，1968）]。在这一进展中，见诸行动不再被认为是令人不快的，也不再简单地被认为是分析过程中阻抗的表现（见第7章），而倾向于将其评估为信息和意义的资源，以及一种特殊的交流和表达的形式。从这一点来说，见诸行动作为一种临床现象经历了曾经发生在移情（见第4章）和反移情（见第6章）上的类似的变化，这两者最初被认为是治疗的障碍，后来被认为是有价值的信息资源。而且，见诸行动不再完全地被认为是阻抗的一种形式，尤其不是对移情的反抗[布卢姆（Blum，1976）；埃拉德（Erard，1983）；坎（Khan，1963）；米尔利希－尼尔森（Mitscherlich-Nielsen，1968）；兰盖尔（Rangell，1968）；罗森弗尔德（Rosenfeld，1965b）；温尼科特（Winnicott，1949）]。

不能被简单地称为阻抗的行为方式的临床概念的扩张，导致了定义上的问题。拉普兰什和庞塔利斯（Laplanche & Pontalis，1973）评论道："精神分析师的重要任务之一是，找出移情与见诸行动的区别……这一任务预示着重建行为和现实的概念，以及一个新型的、不一样的交流的定义。"按照这一思路重新分辨各种行为方式。格林森（Greenson，1966）建议，区别应该在再现、症状性行为和见诸行动中产生。兰盖尔赞成见诸行动、正常行为和神经症性行为之间是有区别的。

托梅和克歇莱（Thomä & Kächele，1987）评论说，任何类似的对这一概念的思考都必须包含以下内容：

"情绪与冲动的发泄和控制；盲目的见诸行动和有目的的行为；运动神经的放电和高度组织的行为如游戏和舞台表演，关系的建构，创造性的成就，以及其他通过不同的和混合的运动和行为来消除紧张和冲突的方式；见诸行动作为个体在与其所处的环境的关系中所产生的防御和适应性行为。"

这些作者列举了一系列可能增加见诸行动倾向的无意识状况。包括：

"缺乏用象征来表达早期创伤的能力，因为记忆和回忆是与词语象征联系在一起的，词语象征可以通向一种使记忆有意义的结构的状态……现实判断的障碍，视觉敏感，在'行为奇迹'水平上的固着，这些都可能是会付诸行动而不是付诸语言的状况。与此同时，在问题的解决和传递中，想像和行为都有前语言的意义。"

没有太多的人认为，发生在每一次分析过程中的见诸行动都是（普通的）行为[博伊斯基（Boesky, 1982）]。被强调的是，即使在见诸行动被看作是一种阻抗的产物时，它也具有交流的功能[如埃拉德（Erard, 1983）；格林森（Greenson, 1966）；兰斯（Langs, 1976）]。的确，近年来的重点已经放在了在治疗过程中见诸行动与治疗师的反移情的关系上。

治疗师根据自己的价值体系和人格来评判病人[克劳伯尔（Klauber, 1981）]。所以，一个治疗师也许会将一种行为看成是见诸行动，而另外一位治疗师却可能把同一种行为看成是正确的和恰当的。治疗师宽容和理解病人行为的潜意识意义的灵活性和能力，肯定会影响其判断一种行为是否是见诸行动［比尔杰（Bilger，1986）；托梅和克歇莱（Thomä & Kächele，1987）］。他对病人见诸行动的反移情反应具有潜在的信息源的价值，有利于判断在角色的交互作用中病人试图怎样影响治疗情景［桑德勒（Sandler，1976）］。克鲁沃尔（Kluewer，1983）评论说，治疗师会受到与病人做出相同的见诸行动行为的诱惑，此即"进入了见诸行动式的对话"（德语是 agieren 和 mitagieren），好像获得了一个新的领悟器官（如反移情性……好像获得）。按照这一思路，比尔杰（Bilger）建议，一种行为被称为见诸行动，较少是因为这一行动本身，更多地是因为它给治疗师施加了压力，情感的边界被突破了，见诸行动的诊断因此变得有赖于反移情的性质。他指出，对见诸行动，将重点放在其正性的、创造性和对话性的方面，并不意味着治疗师可以忽略其负性的方面，也就是其作为治疗师能够感受到的、作为阻抗的一种形式。将见诸行动理解为阻抗，可以使分析中的负性移情获得更多的正性评价（见第4章）。

目前还有一种趋势，就是将其视为新的潜意识材料的混入的第一征兆［比尔杰（Bilger，1986）］。尼蒙塔尼举例说，病人在惯例的时间里打电话到分析师的咨询室，而没有考虑到是国庆节。他说，这一行为里也许有一点点阻抗的表现，可以作为有用的分析材料。巴林特（Balint，1968）也认为，在做分析治疗的病人的人格中存在着"基本的缺陷"。

将见诸行动作为一种正性的适应性行为的观点被几位作者描述过。布洛斯（Blos，1963）和阿纳斯塔索保洛斯（Anastasopoulos，1988）论述了青少年中见诸行动的保护性和适应性功能，即一种维持自我整合的反应。其他人［如米切利希－尼尔森（Mitscherlich -

Nielsen, 1968)]强调,在解释和领悟以后,见诸行动是一种"尝试"行为。

综合上述,我们可以说,在精神分析中,见诸行动这一概念主要可以用于以下两种情形:

(1)描述特定的行为,这些行为在分析过程中产生,并且是治疗的结果。这一概念涉及精神内容(愿望、记忆等),这些精神内容在分析情形下倾向于浮到表面,尤其在作为一种移情反应时,它们更希望变成行为而不是变成记忆。在这个意义上,见诸行动可以被看作是对于移情发展的阻抗。这种行为可以被称为"移情中的见诸行动",但是,见诸行动包括其他一些与治疗有关的和被治疗所激起的行为方式。在其原来的意义上,见诸行动可以是在治疗之外,也可以是在治疗之中。概念 acting in 可以用于治疗之中的见诸行动。见诸行动被认为在分析中具有交流的功能,这一功能可以与阻抗同在,因为阻抗本身也是有意义和有价值的。

(2)描述行为和举止的习惯性模式,这些人格和举止是人格及其病理特征的结果,并更多地与个体有关而不太与治疗过程有关。对这一个体特征的最清晰的描述来自哈特曼(Hartmann, 1944):

"有许多人,他们积极的社会性行为不是通过理性的方式,而是通过见诸行动的方式表达的,在与社会现实的关系中,见诸行动显得或多或少有些神经质。在见诸行动中,他们重复婴儿时期的状况,试图利用社会行为来解决内心冲突。对现实的强大信任也可以用于战胜恐惧。这可以是但却不一定是症状的表现。社会行为可以战胜何种冲突和焦虑,这要看是在怎样的社会环境中。另外,社会结构的修改也可以限制这类行为——这会导致已经被克服的冲突

的重现和罹患神经症。"

除了在精神分析治疗中，用见诸行动这一概念来描述行为可以造成一些困难。这些困难不是在我们使用其广义的内涵时造成的，也就是说，在治疗场景之外，一个人也可以表现出他的人格倾向。但是，在其狭义的和技术性的意义上，如果我们认为见诸行动是记忆的替代品，那就会产生问题，因为其他的有着不同的目标和应用不同方法的治疗也许并不会刺激病人回忆他的童年。不过，广义的见诸行动可以适用于其他的治疗形式。早年情景的再现也可以被称为见诸行动。一个这样见诸行动的例子是，一名接受行为治疗的病人对他的治疗师开始信任，继而出现了潜意识的仇恨情感，这种仇恨可以对其他人表现出来。同样地，一位住院病人在由医院对他的照顾而产生的退行中，可以产生针对医生的非理性的内疚感，他可能会试图惹起医院对他的责难和"惩罚"。在任何一种治疗场景中发生的被医生观察到的见诸行动的倾向都是有意义的，它们不仅可以用于对病人的处理，而且还可以从中获得病人的病态心理特征的线索。当然，见诸行动这一概念，并不仅仅用于病人群体身上。对部分医生而言，他们由反移情引起的针对病人的非理性行为可以被称为见诸行动。在一个工作团体中滋生的婴儿态度，也可以引发非理性的行为，例如在一个研究所里一位关键人物的去世或退休所导致的行为，便可以称为见诸行动。然而，毫无疑问的是，这个概念在这种意义上的扩展对其他治疗形式来说，意味着对变化了的精神分析的原意的接纳。

第 10 章

解释及其他干预

前面的章节集中讨论了与由病人引起的与交流相关的概念,以及与病人和分析师相关的促进或阻碍使这种交流通畅及对之理解的一些因素。在"修通"的章节里(见第 12 章),最重要的事情莫过于我们将要讨论的这种旨在导致病人内心发生持久改变的分析师的干预,以及这些干预持续性存在和强化的必要性。"解释"这一术语在一般的意义上就是指这种干预。在《标准弗洛伊德文集》中,术语"解释"为德语 deutung 的转译。不过,正如拉普兰什和庞塔利斯(Laplanche & Pontalis, 1973)所指出的,这两个词并非完全匹配,deutung 显得更接近于"阐明"和"澄清"。弗洛伊德写道,梦的"deutung"是"由它的特定含义或意义所组成"。

解释在精神分析技术文献中拥有特殊地位。比布林(Bibring, 1954)评论说,"解释是分析的治疗原则特点序列中的最高者"。吉尔(Gill)对解释的中心角色也作了同样的强调,他说:"精神分析是这样一门技术,通过中立分析师对它的应用,导致了退行性移情性神经症的发展,最后单用解释的技术彻底解决这一神经症。"洛伊沃尔德(Loewld,1979)说,"精神分析的解释建立在自我理解的基础之上,自我理解因针对病人的解释行为而被激活"。亚农(罗特斯坦1983年报道)说:"在精神分析历史的最早期,它代表着一门心灵的科学,一种解释的原则,先是精神病理学,然后是普遍意义上的精神功能……(解释)通常被认为是精神分析中产生有效治疗性结果的本质因素……给予解释是分析师工作最具特点的现象。"

由于精神分析技术主要是一种语言的技术,还由于精神分析的训练已经变得如此特殊,故对精神分析的"解释"之上赋予一定的神秘性就显得十分自然。有些精神分析师甚至在给予解释时采用一种特别的声调。

门宁格(Menninger,1958)指出:

"解释是一个相当专横的术语,(有些)分析师随意地将精神分析治疗过程中分析师的所有自发语言称为解释。我不喜欢这个词,因为它会使年轻的分析师对他们的主要工作产生误解。他们必须记住,他们不是圣贤,不是魔术师,不是语言学家,不是侦探,不是像约瑟夫和丹尼尔一样释梦的伟大智者——他们只应该是宁静的观察者、倾听者,偶尔是评论者。在双人组成的工作过程中他们的参与程度以被动为主……偶尔的主动参与最好被称为干预。干预可能'解释'了某件事,也可能没有,它可能是一种干扰,也可能不是。不管分析师什么时候说话,他都是在参与着治疗的过程。"

我们曾描述过,弗洛伊德在他的早期著作(1895d)中写到病人对"遗忘"记忆的重现。从那时起,他就在治疗情景中为满足一些需要诱发思绪自由表达的病人而限制了自己的言语干预。弗洛伊德试图避免像催眠术——精神分析的源头——那样,直接给出建议。他的评论和建议仅仅用于促使病人制造更多的语言材料,并使病人相信,联想的涌流最终会——或多或少是自发地——唤醒他对围绕着过去重要的和有意义的事件充满情感的记忆。在精神分析的第一阶段,伴随这样的回忆的情感发泄被认为是本质的治疗性因素,病人的症状被认为是在持续的情绪"堵塞"下形成。弗洛伊德逐渐形成了这样的观点:癔症病人的症状象征着不为病人所知晓的想像性创伤事件,以及与这一遗忘事件相关的思想和情感。1897年,弗洛伊德放弃了他的创伤理论,开始致力于研究象征性表达的过程,尤其是当象征发生在梦中时。实际上,弗洛伊德首先涉及"解释"的方面为对梦的解释(1900a)。与此相关的,这一概念将涉及分析师对梦所隐藏的资源和意义("潜在的内容")的理解和重建,这可以通过病人对梦本身的意识层面的记忆("显梦")进行自由联想而实现。在精神分析的发展早期,分析师给病人以解释,但这样的解释有着相对说教的味道。

弗洛伊德在撰写其关于精神分析技术(1911e,1912b,1912e,1913c,1914g,1915a)的论文时评论说,分析师对病人理解的表达特点已经发生了变化,分析师不应随便解释病人的梦和自由联想,他应该把解释放在阻抗出现之后。弗洛伊德(1913c)开始表达出对任何这种行为的谴责,即一旦按我们的意思作出猜测,便立即对病人就其症状作出诠释。从这以后,弗洛伊德多次坚持将解释和解释性的交流加以区别。因此,他写到(1926e):"当你发现了正确的解释时,另一项任务就摆在了你的面前,你必须等待,直至预计到你的解释可以通过成功的方式传递给病人……你最可能犯的糟糕的错误是……当你一发现解释就把它们丢在病人的前面。"

1937年,弗洛伊德对分析中的解释和构建进行了区分。"解释"适用于某些事情中材料的一些单一成分,如联想或者行为倒错,而当一个人在分析的主题面前摆放了一段他已经遗忘了的早期经历时(1937d),这就是"构建"。构建(现在一般称为"重塑"或"重建",)促使过去的记忆重现或者促使它们在移情中重复。这里所提及的解释的定义存在着一个怪圈,它在较晚的时期才出现在弗洛伊德的著作中,再没有被后来的文献提及。现在,关于解释的话题也没有强调"单一"成分。

解释在一开始就被认为是发生在分析师头脑内的过程,如果这一概念是指分析师对病人所说的话,那也不会引起太大的混乱,因为两者的内容是一样的(除因"分析的技巧"导致的局限以外)。随着向病人揭示阻抗和防御状况的增加,越来越多的重点开始放在分析师对病人的评论和澄清的形式上,这就导致了在弗洛伊德之后在精神分析文献中对"解释"这一术语的使用,它强调的是分析师对病人说什么,甚于将之拘泥于分析师对病人材料的理解。这一概念现在通常用来描述分析师看法的一个或其他方面。分析师追求的"解释的艺术"变成了意味着以某种方式做出成功的言语干预的艺术,而非对病人材料中潜意识意义理解的艺术。因此,费尼切尔(Fenichel O, 1945a)将"解释"描述为"在某些事情破土而出的那一瞬间,通过对其的命名帮助将它由潜意识变成意识"。

看来,概念上的变化是弗洛伊德(1923b, 1926d)引入结构理论,及其摒弃以前的"定位"观念(见第1章)后不可避免的结果。在精神分析技术领域,越来越多地被强调的是,在特定时间里,什么样形式的解释容易被病人所接受？什么样的解释能够在给出时特别有效？极为重要的是，分析师向病人传达什么？什么时候传达？以什么方式？另外，也需强调非语言性因素对于获得有效解释的作用。布伦讷认为（1983 由 Rothstein 引用）："对他来讲交流的语调和情绪是在治疗性干预中的重要方面，因为它们可以强化分析师强调的意思从而促进领悟。"其他作者则强调，分析师和病人的良好关系有利于获得创造性的和导致领悟的解释。布卢姆[霍尔珀特(Halpert)报道，1984] 提到，"分析的情景如治疗师真实的性情、风格、作用（或者反作用）作为一种现实的重要性，它们可以作为非移情因素，激活或促使现实变为移情性幻想和满足"。显然，分析师做出何种解释以及他对病人的潜意识愿望与幻想所采取的容忍性，在决定解释的效果上发挥着重要的作用。

从 1897～1923 年，病人的自由联想被认为是潜意识的愿望和冲动"从深处向表面突围"的衍生物。解释的问题主要被视为一种通过意识的产物对所引出的"深层"潜意识材料的理解。1923 年以后，结构观点强调人格的管理部分（即自我）在协调本能冲动（本我）、良知和理想的要求（超我）以及与外界现实之间的关系中所起的重要作用。解释被视为指出病人的自我，自我的力量（ego strength）及自我的羸弱（egoweakness）也被列入考虑之列。治疗师必须考虑他想说的话所要起到的作用。费尼切尔（1941）讲了一段轶事作为例子：一位分析师的解释不成功，几周以后，病人想杀了他。在分析师对病人潜意识愿望的理解正确的同时，他对病人所表达的却并非如此。费尼切尔是指，"在这种情形下这样的解释加强了焦虑以及与之伴随的自我防御，而非减少它们。正确的解释应该是，'你不说，是因为你害怕你所产生的想法和冲动可能会直接造成对我的攻击'"。

有一些分析师（好在其数目越来越少）仍然认为他们的任务在于向病人持续性地解释深层的潜意识内容，显然，这些人的观点为"越深越好"。

近来的情形为，一方面"解释"这一术语几乎被当作所有分析师的言语干预（有时是非言语干预）的同义词来使用；而另一方面，它又被当成是一种特殊的言语干预形式。一些文献试图在描述性层面区分分析师言语干预的不同内容。洛伊温斯坦（Loewenstein，1951）认为：分析师的一些评论创造了条件，缺乏它分析过程便不可能完成，但这并不是解释，而是旨在使自由联想变得更加自由的评论（例如，那些"引导病人遵守基本的规则，旨在清除一般存在于意识和前意识之间的障碍和督察"的评论）。对洛伊温斯坦来讲，正确的解释为，能够导致那种我们"称之为领悟的动力性改变"的言语性干预。因此，他把指导和说明排斥在解释这一术语之外，认为解释是"通过分析师对病人的说明，未增加病人关于自己的知识。这些知识是分析师从包含着病人自己的思想、情感、言语、行为的成分和其表达中提炼出来的"。洛伊温斯坦介绍了在运用动力学的变化产生领悟为基础来定义解释的过程中所出现的问题，我们完全可以想像解释正确，但效果不好，而相反，错误的解释产生了好的效果[格洛弗（Glover，1931）]。通过目的而不是通过效果来定义解释，会使概念变得十分清晰。洛伊温斯坦还重点研究了干预，它可以被称为"对解释的准备"，例如，指出病人所完全不会联系起来的其经历中相似的模式。

艾斯勒（Eissler）认为，有些干预（如对恐怖症病人的要求）并不属于"精神分析技术的基本模式"。它们只是他所称的"技术的参数"。在同一篇文章中，艾斯勒补充了与解释不同的一些固定的属于

"基本模式"中的言语干预。包括对特殊病人恰当的指导语（如关于自由联想的基本原则），以及为了弄清情况的提问。他认为："提问作为交流的一种形式是最基本的，因此也是分析的必不可少的工具，但在本质上与解释有区别。"奥利尼克（Olinick，1954）就提问在精神分析技术中的作用作出了有益的讨论。

格林森（Greenson，1967）详细研究了分析技术的言语成分。他认为，"分析这一术语是与……（一定的）……领悟所延伸技术相关的简短表达"。他是指面质、澄清和解释。

面质（confrontation）：指将病人的注意力吸引到一种特殊的现象上来的过程，使其更加清楚，使病人认识到他在回避某些事物，而对此他必须进一步理解。

澄清（clarification）：由于紧随面质之后，可与之相混淆。指病人就已经能够面对的(他现在也更愿意思考)的心理现象的产生过程，在更仔细的层面加以观察。这包括"挖掘"有意义的细节，这些细节必须与无关的事物分离。澄清与解释的本质区别，比布林（Bibring，1954）在一篇有趣的文章里描述过。

解释（interpretation）：意思是"使潜意识的意义、来源、历史、模式或发生精神事件的原因变为意识。这一般需要多次干预"。

除了上述通常为混杂的三种过程之外，格林森加上了分析过程的第四种成分——修通（working through）。

总之，"解释"这一术语在精神分析文献中用于表达以下的意义。

（1）分析师对病人的交流和行为的潜意识意义，以及其显著特征的推断和结论。

（2）分析师将他的推断和结论传达给病人。

（3）一切评论都是由分析师作出的——这是这一术语通俗的

用法。

（4）言语性干预，其特定目标是以领悟做中介，引起"动力学的改变"。

一些作者将以下内容与解释做了区分，但是，有一些区别的随意性太大：

（1）针对分析过程对病人所作的说明，目的是建立和维持分析的设置。

（2）由病人带到分析中的材料构建（或重塑）他的早期生活和经历的不同方面。

（3）为了引出和阐明材料的提问。

（4）解释的准备工作（如对病人生活中反复出现的模式的呈现）。

（5）面质（正视），如格林森所描述（1967）。

（6）澄清，如格林森所描述（1967）。

现在大家差不多接受了这样的看法，即从来就没有完整的解释，大多数精神分析的作者［比布林（Bibring, 1954）；克劳伯尔（Klauber, 1972）；洛伊沃尔德（Loewald, 1979）；沙弗（Schafer, 1983）］同意格林森的观点，即解释的过程是由一系列的步骤组成的。

亚农（Arlow, 1987）写到：

"解释不是一蹴而就的经历。它是按逻辑顺序展开的过程……分析师解释病人的每一个潜意识冲突所产生的动力性作用。他显示在不同的时段里，内疚感、对惩罚的恐惧、丧失爱的恐惧，以及丧失现实连贯性的恐惧，是如何对抗或干脆迎合童年时期的幻想性愿望的。分析师使病人明白在病人的联想中，动力性转移是如何承受病人内心冲突所带来的众多力量影响的现状的。因此，当分析师以一种固定的方式，在每一个解释的平面，对存在于愿望、防御和内疚感之间的动力学关系做出反应时，解释的过程就可能持续相当长的一段时间。"

对于亚农来说，分析师干预的意义"远远超过阐明、澄清、面质（正视）、肯定，或者其他可以用于描述干预内容的术语。注意转向了过程。真正的意义以冲动和防御之间平衡互动的方式存在于干预的动力学潜力之中"。

也许解释这一概念最实际的用法，是指那些旨在可以立即使病人注意到他以前没有意识到的心理功能的某些方面的所有评论和其他言语性的干预。事实上，布伦纳[罗思斯坦（Rothstein, 1983）文]像门宁格（Menninger, 1958）一样，推荐"治疗性干预"这一术语将"解释"和"重塑"两者包含在内。我们的建议为，解释指那些与称之为"解释的准备"如面质（正视）、澄清、重塑以及修通等相关的众多内容。正常的和不可避免的社会性言语交流及对分析过程的介绍，均应排除在解释之外。当然，这些内容可能对病人有效（如有规律地见面的安排可以获得愉快感），我们仍建议解释应该被看成是分析师促成领悟的干预，而不是将重心放在评论对病人产生了什么效果。

从这一观点出发，赖克罗夫特（Rycroft, 1958）精彩地描述了解释的核心元素：

"分析师邀请病人来谈一谈自己，他只倾听，自始至终，病人谈的都是他自己。分析师也谈，但他既不是对自己谈，也不是谈他自己，而是对病人谈病人自己。他这样做的目的是，通过引起病人对特定的思维和情感的注意来扩大他的自我意识，而此前病人并没有明确地意识到它是从属于、并与他目前的心理状况相关的一部分。分析师之所以可以观察并形成想法,是因为它们隐藏在病人所说的内容或说话的方式之中,它们要么是潜意识的,要么,即便曾经是意识的,现在也没意识到或马上能够产生相关的联想……换句话说,治疗师将病人目前精神活动的全部结构——这些结构由于防御的原因不能被察觉和被表达——以全面和联系的方式告之,借此扩大病人内在精神的感知域。"

试图限定解释这一术语,会对解释技术产生继发性的影响,尤其在某些解释被认为是惟一正确的干预时。这样的影响在受到移情解释赋予的价值时变得明显,因为一些分析师认为这才是解释"恰当"的形式,所以也就成了他们所能给出的惟一解释。结果,所有解释都有被强制性地打上移情烙印的危险(见第4章、第5章和下面关于"灵活"解释的评论)。

与解释的形式完全不同的是,文献显示出对解释的内容,尤其当其涉及不同的解释类型产生相关效果的相当注意。以下我们将讨论这些解释变异中的某些部分。

实质性解释是用来描述"转译"的一种表达,根据精神分析师的理解,将表面的或者浅层的材料翻译成其深层的、特别着重于童年期的性、攻击愿望和幻想的意义。此为精神分析发展最初10年解释的主要形式,这种解释对被看作是对潜抑的(潜意识内容)含义的关注,甚于对将记忆和幻想保存为潜意识的冲突和斗争的关注。象征性解释指将梦中、口误等出现的象征性意义加以转译,实质性解释加上象征性解释一般被认为是精神分析师的主要工作,这是源自弗洛伊德早期著作中的一个误解。

防御性解释是阻抗分析的一种特殊形式(见第7章)。这样的解释旨在向病人呈现其在卷入冲突时处理痛苦情感的机制和应对措施，假如可能的话，还包括呈现这些过程的起源。防御性解释被认为是实质性解释必不可少的补充物，若非向病人呈现其潜意识处理婴儿期冲动的方法，实质性解释会毫无效果。安娜·弗洛伊德（1936）评论说："如果一种技术只注重转译象征时，就会导致只关注本我内容材料的危险……倘若对该技术加以评估，则人们可能说，事实上没有必要采用'自我'的迂回方式……然而，其结果将仍然不完整。"防御性解释被认为在对导致神经症病人心理结构的修正上起着特别重要的作用，这是因为病人的病理性心理已经成为根植于其特殊防御结构中的一部分，即成为病人应对冲突的特殊方式。使这种结构发生改变被认为是治疗过程的核心部分（见第7章）。

一些解释比另一些解释更有效的想法隐含了促变性解释的概念。斯特富奇（1934）推测，由解释带给病人重要的改变是那些影响到超我的东西。有此效果的解释就被认为是"促变性"解释，为了产生此效果，解释必须与分析场景中"此地此时"正在发生的过程相关（根据斯特雷奇的观点，只有针对这种正在发生的过程，特别是移情过程的解释才具有充分的紧迫性，才能带来根本的改变）。正如前面提到过的（见第4章、第5章），这一观点符合了分析师应该仅仅给予移情性解释的观点，因为只有移情解释才能起作用（促变）。事实上，这种情形并未在斯特雷奇的信念中出现过，也与多数使用非移情性解释（extratransference interpretation）的分析师的实践不相符［霍尔珀特（Halpert, 1984）；罗斯费尔德（Rosenfeld, 1972）］。自斯特雷奇开始，尤其是基于梅勒妮·克莱因的工作，把分析工作仅仅集中在移情解释上多少成为一种增长的趋势（Gill, 1982；Joseph, 1985）。不过近来对非移情性解释的兴趣有所回升。

布卢姆（Blum，1983）在一篇综述中评论道：

"非移情性解释是指相对存在于分析移情关系之外的解释。尽管移情性神经症的解释工作是分析的中心领域，移情不是解释的惟一及全部焦点，也不是惟一有效的'促变性'解释，也不总是最有意义的解释……非移情性解释不能被简单地视为移情解释的附属品、预备品和补充物，它有着自身的地位和价值。移情分析具有实质意义，但非移情性解释，包括起源的解释和重建，也是需要的……分析性的理解应该涵盖移情和非移情相互重叠的区域、幻想和现实、过去和现在。'惟移情论'在理论上是站不住脚的，它可能形成所有的联想和解释人为减少的移情模式，并导致理想化的治疗假象。"

在一个专门研究"非移情性解释的价值"的小组中（Halpert，1984），斯通评论说："存在着这样的情形，即移情自身可不需要通过分析过程，移情就会自发地产生，对这些移情的解释，可以在治疗作用之外对精神分析过程提供有意义的帮助。"莱蒂斯（Leites）指出，"病人所说的一切并不总是与分析师有潜在的关系……对既往人物的情感经分析被激活，又可以转移到他生活中的其他人身上，这些移情并不总以移情置换的方式指向分析师"。不过，现在大家都一致承认移情解释的中心地位，正如格雷（Gray）所说："分析越能够将焦点对准于分析情景中出现的分析材料上，解释所起的作用也就越大。"

科胡特和精神分析自我心理学派的学者尤其重视源自衍生于对自恋和边缘性病人的分析所产生的特殊技术。奥姆斯坦（1980）说：

"精神分析性自体心理学派在临床上和理论上扩展了我们的中心概念——移情和阻抗,从而也导致了我们在阐明和关注我们临床解释的方式上的双重改变。这种双重改变:①指出单一的解释状态转向更具有合理的重塑,或者我们现在可以称之为重塑性解释。②指在观察和交流的模式上,从推论占先过渡到了以共情为主。"

虽然很难说精神分析性自体心理学派的心理学家比其他分析师更能够共情,因此,显然他们是将分析师的共情作为重要的品质展现在对病人进行解释的过程中,并且将重点放在早年经历中缺陷的重要性上(与冲突不同),"不论病人的病理心理性质是以冲突还是以缺陷为基础",共情的、重塑性的解释为"分析的核心方法"(Ornstein & Ornstein, 1980)。除了强调分析师共情的重要性之外,科胡特(Kohut, 1984)坚持强调,自体心理学学派的心理学家共情与非自体心理学派的分析师的共情没有什么区别。不过,他补充道,"我知道,很多我的自体心理学派的同行不会同意我这种不中听的说法"。

显然,解释的结构和内容在很大程度上有赖于分析师所掌握的特定的精神分析框架。由于精神分析的理论是基于指向了新重点的临床经验发展和变化而来,所以精神分析解释的性质也发生了改变。如今,解释也许更加直接、在有些团体内甚至仅就指向移情,指向前俄狄浦斯期发展过程和冲突在此时此刻表现的形式。而且,分析师对"缺陷"与冲突的取舍将会对解释产生影响[瓦勒斯坦(Wallerstein, 1983)]。

"正确"的解释与治疗成功的关系吸引了相当一批作者。例如,格洛夫(Glover,1931)推测,在一定的情形下,治疗过程中的不准确、不精确及不完整的解释也可产生效果。他认为这样效果的出现，是因为通过提供给病人一个可变的体系或者组织，其作为"新的替代产品"（替代了先前的症状），在此时被"病人的自我所接受"。

艾萨克斯（Isaaca，1939）在讨论解释的过程时认为，受过良好训练的好的分析师将解释作为与病人的功能相关的科学性假设。她说：

> "直觉有时指知晓病人材料的深层含义。我宁愿避免使用这一术语，因为它有神秘主义的内涵。理解在很大程度上也许是潜意识的，但它并不神秘。也许说成知觉要好一些。我们将病人的话语和行为的潜意识含义视为一种客观的过程来处理。我们觉察到它的能力取决于……我们内心的丰富，一部分是意识的，一部分是潜意识的。不过，这是指病人的客观知觉，建立在现实的材料之上。"

对"客观材料的客观性知觉"的强调遭到了赖克罗夫特的质疑（Rycroft，1958），他推测，弗洛伊德所做的并不是去解释一种现象。

> "给出原因，但去理解它并给予它意义，弗洛伊德热衷的过程不是归因的科学过程，而是从语义学上弄清其含义。我们的确可以证明，弗洛伊德的许多工作的确是语义学的，他在语义学里做出了革命性的发现，即神经症症状是意义丰富的、伪装的交流方式。但是，由于他所受的科学训练和他的忠诚，他用物理学的概念性框架描述了他的发现。"

当然，艾萨克斯的论点——即分析师对潜意识的认知是一种客观过程——至少可以说是值得高度怀疑的。不过从另一个角度说，赖克罗夫特将"科学性"和"语义性"进行对比也是有问题的。

克里斯（Kris，1956a）谈到了一种折衷的观点：

"众所周知，重塑童年生活事件是可行的，对此我越来越相信，这一事实涉及一些不一定在事件发生的当时就存在的思维过程和感觉。它们可以要么从未变成意识，要么在日后当'一系列事件之链'与原始的体验结合时出现。通过重塑性解释，那些在分析性治疗过程中最常出现的生活情景构成了其体验中选择性设置的一部分。"

巴林特（1968）指出，涉及精神分析师特殊的分析性语言和框架，必将不可避免地决定病人理解他自己的方式。根据这一观点，作为分析结果的治疗性改变，在很大程度上有赖于一种结构化及组织化的概念和情感性框架结构，使病人能够有效地将自己、其主观体验及其他东西置于其中[诺维（Novey，1968）]。精神分析像一支考古队，深入到病人的过去，它的目的是重新发现被压抑的记忆，以获得对病人人格和病理的潜意识心理源头的领悟，这一观点在近年来受到了越来越多的挑战。重新发现所谓的"历史真相"的想法已经被人质疑，精神分析性重塑的一些极端观念，已经被米歇尔斯（Michels）[康普顿（Compton）报道，1977]、沙弗（Schafer，1979，1980，1983）和斯彭斯（Spence，1982，1986）等人进一步延伸。

米歇尔斯说：

"任何解释都是一种神话，也就是说，一种解释提供了一种理解一个人体验的组织原则，在既往未曾达到的意义上整合了一个人的过去。每一种解释都是一个神话的意思，是每一段历史都是一个神话。解释无所谓对错。众多神话就存在于过去'事实'的任何结构中。历史真相虽然没有被发现,意义却被创造出来,尽管不是不需要去考虑禁忌。"

沙弗(1983)提出精神分析就是叙事的看法。他说:"分析师应该特别注意将被分析者的谈话以及谈话的中断均视为叙事表现的成分,也就是说,看成是对过去和现在生活事件加以叙述或给出想法的一种方式。"

他接着说:

"当被分析者受到鼓励进行讲述时,他或她被理解成其生活事件中大量可能想法中的一种。的确,根据这一观点,我们不可能毫无阻碍地接近这些事件,因为这些事件只能存在于叙述性想法之中,基于不同的目的及不同的原因,它们已经或即将被分析者及分析师加以发展……鼓励的结果为分析师听到重复讲述或叙事性修正……分析师跟着个人发展、冲突性情景和主观经验的固定故事脉络走,这些构成了他分析理论及结果的重要特征……所以我们可以说,分析性解释不是如此般挖掘和复现旧的和古老的经验,而是建立和发展新的、生动的、言语性经验并形成言语表达的新的版本。只有这样,这些新的见解才会在一个连续的、连贯的、有力的和最新的精神分析的生活史中获得一个安全的位置。"

斯彭斯指出,一种解释或重塑的真相可能永远不会被真正了解。分析师所构建的"历史"满足了某些美学的和实际的标准,其所作解释是在叙事的传统之中,具备了叙事的连贯、一致和雄辩的特征。将历史真相的位置取而代之的叙事性真相创立了一种诠释和理解过去事实的方式,提供了取代难以获得的知识的相关确定性。斯彭斯和沙弗的观点强调重塑方面的重要性,这仍存在着些许问题。

他们的说法与巴林特的相符合，也与瓦勒斯坦的一致（Wallerstein，1988）。后者评论说："除我们所选择的解释性象征外，就在解释上我们转换的理性价值观的一致性而言，所有我们的理论观点，无论是克莱因学派的，还是自体心理学派的，以及其他学派的观点，总体来看对我们有利，即将在我们咨询室中的原始临床资料加以提炼。"他补充道："将事物极其简单地概念化导致所有我们完美的一般理论（及我们所有一般理论的二元化）变得一文不值，除外我们所选择的象征性序列。"

显然，解释的概念并不只限于精神分析治疗或者各种形式的动力性心理治疗的设置中。一位普通的从业者将病人对健康无形的恐惧转化为言语也可被定义为解释，因为通过向病人展现他以前没有注意到的情感和行为的方方面面，具有传递新的领悟的作用。当然，在一种设置中的恰当解释，并不总是在其他的设置也恰当。

第 11 章

领 悟

"领悟"为在精神分析中，在由此衍生的心理治疗体系中，以及在一般意义上的动力性精神病学中，被广泛应用的概念之一。这一术语被引用时似乎其意义很明确，但是进一步的研究会马上发现其意义的混乱。齐尔博尔格（Zilboorg, 1952）曾说道："在所有未澄清的临床概念中，最为重要，也引起了最多混乱的是'领悟'这一术语。我们可以说，它的来历不明。没有人知道谁最先使用它，以及在什么情况下使用的。"波兰（Poland, 1988）评论说："在分析的概念化上，领悟从来都没有找到一个合适的位置。"巴尼特（Barnett, 1978）回应了这一观点，他抱怨道："我们关于领悟的概念已经变得如此地混乱和随意，以至于当我们试图将所有内容归至有效的领悟治疗之麾下时，失望和挫败感常伴随出现。"

这一术语在精神分析和精神病学含义的关系之间显得有些复杂。精神病学中"领悟"是指病人对"其疾病症状的不正常或疾病现象的认识"[欣西和坎贝尔（Hinsie & Campbell）]。此为自本世纪初以来该术语在精神病学中应用的含义。荣格在谈及关于有严重的智力和情绪损害的精神病人时评论到，他们可以"或多或少地具备对疾病有深入领悟的征象"。根据克雷佩林（Kraepelin，1906）、布洛伊勒（Bleuler，1911）和雅斯佩尔斯（Jaspers，1913）的观点，"领悟力的缺乏"在本质上与精神病的精神状态相关。不过，尽管"领悟"这一词是从精神病学延伸至精神分析的，特定的精神病学含义已经在这种延伸中丧失了。仍然值得提醒的是，在精神分析对该术语的早期应用中，它并非是一个特殊的技术性术语。尽管在正文中它以非技术性的含义出现在不同的地方，但它并没有出现在《弗洛伊德心理学全著标准版》的目录中。似乎这一个在德语（为 Einsicht）和英语中都相对通俗的词，在精神分析历史的某些个点上就变成了一个技术性的概念。《牛津英语词典》指出，"原始的含义指获得'内省'（internal sight），即用心灵或理解之眼"。描述这一概念的有："内省、精神视觉或感知、辨别能力、深入事物的内部特质或本质、透过表面的一瞥或考察。"目前多少已经变得通用的用法似乎已经受到精神分析技术概念的影响。

虽然如此，在现有的更加技术性的精神分析术语中，领悟这一概念源自对改变过程的描述，这些改变会导致"治愈"。

在《癔症研究》中，弗洛伊德（1895d）写到：

"我们惊奇地发现，首先，当我们成功地照亮了病人的情绪性记忆时，病人详细地描述那些事件并将情绪变为语言时，每一个癔症症状就立即永久性地消失了，不伴有情绪的回忆几乎不能产生好的结果。"

在谈到以下的病人时，弗洛伊德（1895d）有类似的观点：

"如果我们能够成功地唤起他活生生的记忆，如果他看到事物原本的真相在他面前，我们应该可以观察到他完全被某种情绪控制着。如果我们要他把这种情绪转化为语言，我们可以发现，当他产生这些强烈情绪的同时，他痛苦的状况会再度强烈地产生，随后，症状以其慢性的特征而消失。"

弗洛伊德在精神分析的第一阶段就情绪释放的意义强调了"认知"知识——"事件记忆"的成分。以发泄的形式通过情感释放而得以恢复的想法，是与特定的创伤性事件的记忆联系在一起的。在这种情形下，这些创伤性事件作为病理性因素导致了癔症。由潜抑记忆的恢复所伴发的情绪反应，非常接近于现在很多精神分析师所说的"情感性领悟"。

随着弗洛伊德病理发生学观点的改变（1897），即从强调外在的创伤性事件到注重本能驱力的兴衰，以及他对释梦日益增长的兴趣(1900a)，情绪因素的重要性降低了。现在，分析师的领悟力或多或少地等同于他对病人材料含义的理解，正是这种通过与病人的交流所达成的理解，常导致了解释及知识性歧义的应用。不过，随着对分析移情、移情性阻抗的需要的重要性的逐渐认识，隐含着病人理解的情绪层面性的相关内容又重新受到关注。弗洛伊德（1913c）说："事实上，在分析技术的早期，我们用的是知识分子的眼光。我们过高估计了病人遗忘了的知识的价值，因此我们几乎没有在我们的知识和他之间做任何区分……当期待的成功没有出现时，便会带来深重的失望。"

在1939年弗伦奇(French)的论文《梦中的领悟与扭曲》发表之前，"领悟"这一术语还没有在精神分析这类的文献中出现过。弗伦奇相当明确地从格式塔心理学家柯勒（Koehler, 1925）那里承用了这一术语，柯勒描述过当一只实验动物试图解决一个问题时突然获得"领悟"的感知过程。弗伦奇认为,精神分析中的领悟是一种类似的现象,也就是说,是一种对"冲突状况"的"操作性领会"。弗伦奇并不将这样的领悟视为本质上的治疗因素,而是将其视为可以导致疾病痊愈的进一步"问题解决"的前提条件。

弗洛伊德之后的精神分析文献的主要问题为:要对"真实"或"情感性"领悟及纯粹理智性领悟加以区别,这就需要对它们的性质加以定义。通常,精神分析师们相信,在实际中可以作出这种区别,而且就分析技术而言,这种区分是至关重要的。对障碍的来源仅从精神分析角度而获得的认知性知识显然作用不大(否则让病人读精神分析的教科书就可以达到治疗效果)。看来,从精神分析性治疗的角度出发,某些情感体验的形式被认为是情感性领悟的主要伴随产物。然而,要对"真正的"、"情感的"或者"有效的"领悟进行精确的定义,仍是许多作者为之争论的问题。

众多在寻找有效精神分析性领悟的恰当定义所产生的问题中,相关的一个困难为陷入反复使用同义词的诱惑之中,即假如领悟不能有效地导致变化,那它就不是"真正的"领悟。因此,导致变化的领悟是有效的。如果我们避开这些困难,就显得需要将情绪性领悟和"治愈"的概念分开,因为这样的领悟并不一定需要导致病人的成长性的和治疗性的改变。里奇菲尔德(Richfield, 1954)、里德(Reid)和法伊恩辛尔(Finesinger, 1952)试图通过哲学分析来澄清这一问题。"动力学的领悟"的术语为后来的作者用来对此加以描述的有效形式。库比(Kubie, 1950)说,只有当"领悟导致了对不同的经历和潜意识冲突之间关系的了解时,逃出了产生人格和神经症症状本身的神经症性内容以后,它才可以开始有治疗效果"。里德和法伊恩辛尔试图区分"中性的"和"情感性"的领悟。"中性领悟"意味着反映在领悟行为发生时，其显著性被捕获到的关系的术语，既不是一种情感，也不是指在产生了领悟的人那儿这种领悟行为当时就介导或释放了情感反应。当情感性领悟发生时，情感成为进入具有领悟病人的主观中的一部分，或者，更加准确地讲，该术语隐含在通过领悟而捕捉到其显著性的关系之中。渐渐地，"若它可以使病人上升到意识，它本身却可能是或不是一种能够释放或中断情感反应的一种情感时"，则领悟可被视为在"情感上"或"动力上"是有效的。这就是领悟的定义，它不一定必须符合"正确"或治疗改变的框框。

除了接受在领悟中"智力"因素本身不起什么作用这一事实之外，认知过程在介入领悟形成时所扮演的角色受到了越来越多的注意［巴尼特（Barnett，1978；Bush，1978）］。巴尼特评论说，"只有当病人心理功能和整理经验的方式发生明显的改变时，知识才真正可以变为领悟。我们必须将对领悟关注的可信度转向我们病人认知方式的重建和重组上，以作为领悟和治疗性改变之间的桥梁"。

与重新关注领悟的认知特点相对应，儿童分析师注意到领悟能力的发展。肯尼迪（Kennedy，1979）提到了领悟发展的线索，强调在从学龄前期到青春期乃至成年期变化的能力始终存在。这一能力是从"婴儿对愉快和痛苦情感状态短暂的体验到成人在内在精神关注下分化和客观自我观察，与自我整合的功能一道发展而来，它将领悟带入了可资利用的精神意义之中"。

肯尼迪补充说：

"在对儿童的分析中，我们的目的不是为儿童重建一个过去的真实、'客观'的画面，而是关注当孩子在感到压力时，其适应性在此时是如何影响他发生分离的……分析师的干预将孩子正在发生的体验进行了整理和表达。无论何时，分析师用儿童能够听得懂的术语来解释和表达'领悟'，某些新的整合就会发生……我们必须假定，他们的'分析性理解'被吸纳进入了一般性的经验之中。"

另一位儿童分析师诺伊鲍尔（Neubauer，1979）强调：

"儿童的分析本身必须强调认知结构的阶段……这点将导致对作为领悟的主要因素之一——自我观察作用的关注。领悟的另一个条件是，在一个稳定的时空框架下对客体和自我表象的区分能力。在精神分析中，这些领悟的不同成分在理解领悟的作用上均有着重要的意义。"

安娜·弗洛伊德（1981）重温了儿童时期领悟能力的发展，讨论了它作为正常发育中的一个出现和阙如的因素的情形。就这点来讲，她认为，青春期为那些在童年期没有发展出适应的领悟力的孩子提供了"第二次机会"。

获得领悟是正常的发育现象。米歇尔斯（Michels，1986）评论道，一种领悟的精神分析理论，

"应该认识到，心理发育不仅仅是有机体的渴望、恐惧、关系、心理功能的模式、对自体与他人的感受以及理解世界的故事，而且也是自体的转移、进化与重要理解和注意的过程。心理发育的过程贯穿生命周期，不同的观点也许非常有助于整理我们对不同发育阶段的理解。一个从驱力观点来看，也许相对是'潜伏的'阶段；从领悟的观点来看，则可能是明显的阶段。"

格雷（Gray，1990）认为，病人获得的每个领悟新的片段，都是"伴随着渗透到现实的重要的、经验习得性领悟……成人的自我事实上具备了意识上能主动地对……本能生活……的限制或者释放进行处

理的能力。这一治疗行为的观点为自我力量（ego strength）能力习得的一种形式，它通过渐进而自动的对冲动的控制训练而形成"。格雷评论说："在恰当的时候使用易于接受的语言，我请病人和我一起观察到底发生了什么。"

曼厄姆（Mangham，1981）强调了旨在获得领悟，重建早期与母亲相关的情感、恢复婴儿无所不能感觉的作用。就此而言，他发展了克里斯（1956b）的观点，克里斯在一篇关于这一主题的经典文章中说，"领悟中的认知成分与信念的特殊形式融合"。阿本德（Abend，1988）就稍晚的发育情形讨论了克里斯的文章。

布卢姆（Blum，1981）强调了被分析者"领悟的理想化"形成的重要性。他评论说进入潜意识过程和内容的精神分析领悟，包括通过对既往被禁止的好奇心和知识的宽容，实现内在禁忌和理想的逐渐转换。分析的过程有赖于稽查的宽松、对动机的分析和自我批评与自我惩罚的方式。

领悟在分析情景下病人和分析师的交互作用中，所扮演的角色一直被谈论着。申戈尔德（Shengold，1981）认为，分析情景、病人与分析师相互交流的方式刺激了领悟的过程。类似地，安东尼强调了分析师自身对病人的反－反应与分析师对病人内心世界日益增多的了解之间的相关性。作为结果，分析会不断地被分析师和病人领悟之间的相互影响所打断。安东尼强调一个重点，即分析师的领悟必须被看成是一个过程。

霍罗维茨（Horowitz）指出，发现和领悟的这一过程可以持续和延伸到分析结束之后。他说："从某些成功的分析看，对解释的反应导致了有用的领悟，修正会持续地发生在分析过程之中和分析结束以后。持续的修正会让病人自己去发现，并将其与他或她生活史中的记忆和重建衔接起来。"

在一次关于"精神改变"的专门讨论中（Naiman, 1976），桑德勒指出，由分析性的干预所获得的领悟导致了伴随着精神结构新观念形成的重新整合。作为修通的结果，这种领悟可以成为"自动的"。也就是说，可以使行使功能的先前模式在前意识层面产生抑制，并选择更加适合的方式。在这个意义上，领悟形成导致了"领悟的结构"，也就是说，持久的内部关系的建立可以更改和控制既往功能的习得性形式。这也包括内在客体关系的改变。

最后，波兰（Poland）对分析性领悟做出了有价值的评论：

"领悟连接着过去与现在，连接着内容与过程，进入到一个没有被逻辑和理论很好地描述过的精神状态。临床分析在一个独一无二的二元环境中给生命带来了内在的力量，即使含蓄的意义具有直接的意义，并因此使过去的事实成长为个人的真理……一个分析师不能'给予'领悟。他的解释可以提供新的知识，他的交互作用可以提供新的情感体验，但是病人必须消化这些知识和经验，并将其变为领悟。"

对我们来说，"正确的"领悟这一概念似乎给我们带来了众多的困难。与此同时，"有效的"领悟这一概念会导致重复的辩论。也许，针对这个问题的最有用的方法是，把"智力上的"领悟与释放情绪导致的领悟或者把情感状态作为领悟的一部分区分开来。这包含我们在第10章谈到的观点，即作为分析的结果，治疗性的改变在很大程度上有赖于一个有结构化、组织化的理论和情感的框架结构，病人在其中可以安放他自己以及他对自己和他人的主观体验。这可以帮助我们理解，为什么精神分析和其他心理治疗的观点是如此不同，两者却都可以在治疗中取得相同的效果。

第 12 章

修 通

精神分析治疗和其他心理治疗形式的目的是相同的,都是要使病人产生永久的改变。与其他"领悟"治疗的一致之处,为它使用的解释和其他的言语性干预(见第 10 章)。一直以来,认为在事件的通常进程中应该带给病人彻底的改变,而当其目的部分地集中在潜意识内容上,并促进其变成意识时,这种精神分析性治疗的早期"使潜意识成为意识",并由此获得的领悟是不够的。可催眠术和普通的情绪发泄(心理疏导疗法)相关过程相比较,精神分析方法的成功有赖于一系列先决条件。部分先决条件,尤其是治疗联盟(见第 3 章)、移情(见第 4 章、第 5 章)和阻抗的分析(见第 7 章),都在前面的章节里讨论过。本章节的目的是考察包含在修通麾下的分析治疗情景中,还有哪些其他因素存在。

在弗洛伊德(1895)早期的精神分析著作中,他将这一术语称为"消磨"(wearing away)和"研究"(working over)。事实上,在《癔症研究》里(1895d),他也用过一次"修通"(working through)的词句,但是，这一次与后来使用的概念在形式上存在看很大的差别。修通的临床概念见于论文《回忆、重复与修通》（1914g）。在该文中弗洛伊德指出，精神分析第一阶段的治疗目的，是唤起对隐藏在神经症背后的作为病因的创伤性事件的回忆，以及与这些事件相联系的被"阻滞"的情感的疏泄。随着对催眠术的放弃，治疗的目标变成了通过病人的自由联想重新发现有意义的被遗忘的心理内容和相关的情感反应，由于病人存在着对挖掘潜抑的阻抗，这就需要病人一方的"工作支出"。重要记忆再现的根本要点在于，提供了移情和见诸行动形式的该种记忆的潜意识重复途径（见第9章）。分析工作此时在很大程度上被看作是直接针对阻抗的解释，以及向病人呈现过去本身是如何在此时重复的。但是，即使分析师发现了病人的阻抗，并把它展示给了病人，这本身并不会导致治疗获得进展。

弗洛伊德评论说（1914g）：

"分析师必须给病人时间以对他现在开始了解的阻抗更加熟悉，通过连续不断的、蔑视的态度，基于分析基本原则的分析工作，去修通它，去战胜它。只有当阻抗达到高峰时，与病人一起工作的分析师才能发现支撑阻抗的被压抑的本能冲动……阻抗的修通在实际上可能会成为分析主体的艰辛尝试，也是对分析师耐心的考验。不管怎样，这是工作的一部分，它将导致病人产生巨大的改变，也是分析治疗和其他任何形式的暗示治疗的区别所在。"

尽管弗洛伊德后来区分了一系列阻抗不同的来源（见第7章），他开始把修通的需要与由"强迫性重复"而产生的阻抗的特殊形式联系在一起，即所谓的"本我阻抗"（1926d）。这可以被视为与本能冲动"对抗"的反映，旨在脱离与早年的客体和发泄形式的关系

(1955a，1955f)。弗洛伊德写道，"心理惰性"——从荣格那里所借的术语 [1918b（1914）]、"黏滞性"（1916～1917）和力比多的"迟钝性"[1940a（1938）] 是阻碍痊愈的力量。这些术语反映了弗洛伊德所说的本能冲动是一种能量，该能量附着在特定的心理表象之上，尤其是那些在童年时期所爱的客体之上。把本能驱力作为一种附着在客体上的能量的概念化倾向受到了越来越多的、强有力的抨击。1937年，他将"心理惰性"与遗传的体质因素及老化联系在一起（l937c）。在当时，老化被认为可以降低精神分析的效果，所以年龄太大被认为是精神分析治疗的禁忌证，这一观点现在已经不再广泛为人所坚持。对弗洛伊德来说，"修通"代表着分析师和病人双方参与的工作，克服因要改变原始的与本能驱力相关的惯有的发泄模式所带来的阻抗。修通意味与挖掘冲突和阻抗相关的附加分析工作。没有修通的理智性领悟对治疗尝试来说是不够的，因为功能的惯有模式重复自身的倾向仍然保留。

具有历史意义的是，费尼切尔在评论费伦齐和兰克（Ferenczi & Rank）的著作《精神分析的发展》（1925）时，强调要注意移情中情感经历的再体验。他说（1941），很多作者"在对体验的强调中，变成了发泄、见诸行动的仰慕者，修通是其中的失败者"。费尼切尔认为（Fenichel, 1937, 1941），修通与其说是分析师和病人双方的事，还不如说是分析师的事，他将其归于"解释的一种特殊形式"。他指出，病人针对先前曾经解释过的潜意识材料的感知会表现出重复的阻抗，尽管如此，分析的过程也许会比以前更快和更容易。有时候，完全相同的画面会再现在病人的面前，而另一些时候，不同的画面会以不同的含义出现。"需要对病人一次次地在不同时间或以不同的内容呈现同样的事情，这一过程，按照弗洛伊德的说法，就叫做'修通'"。

尽管费尼切尔将修通限定为解释的一种形式，从而缩小了弗洛伊德的概念，但他将修通与自我和超我阻抗的改变联系起来，从而扩大了弗洛伊德的概念。他将修通与哀伤过程联系起来，这一点也被后来许多作者提到过（如Parkin, 1981）。费尼切尔说（1941）："一个失去了朋友的人，他必须在一切令其回忆起丧失了朋友的场合使自己重新明白，他不再拥有这个朋友，所以放弃是必须的。关于这一朋友的概念以记忆及愿望的许多组合再次呈现，与这个朋友的告别分别发生在每一个组合之中。"费尼切尔认为，修通是附着在表象之上的小型"能量"释放的结果，尽管与单一的广泛发泄完全相反，但这一方式也近似达到了疏泄。他同时还说，解释能够"引导病人产生稳定的、较少歪曲性的产物"（1937）。在费尼切尔之后，对将修通看成是"微小发泄"的观点得到了相对少的回应。相反，"习得"和"非习得"的观点成为越来越明显的注意点[埃克斯坦(Ekstein, 1966)；施马勒（Schmale, 1966）；托梅和克歇莱（Thomä & Kächele, 1987）]。

作为一种很耗时的工作，修通的基本任务是追溯病人生活不同领域冲突的方方面面。正如弗罗姆－赖希曼（Fromm - Reichmann, 1950）所说："任何理解、任何由解释性澄清导致的感知新的片段，都必须在新的关系中和与其他曾经以其自身方式，通过解释达到或未达到的内在链接体验的联系中被反复地重新审视和检验。"

1956年，格里纳克（Greenacre）强调了在那些童年的创伤性事件对人格的各个方面产生了影响的病例中修通的重要性。她指出：

"我们早就知道，如果婴儿期的经历过快地重现，或者在移情中见诸行动而没有被恰当地解释，此时的发泄也许有一点用，但不会造成持续的效果。在这类例子中，修通对于记忆的恢复曾经显得多余，而现在却成为维持任何治疗效果的核心——不在于减少阻抗以获得记忆，而在于不断地向病人展示，本能倾向在生活的各种情形下的工作过程。"

格里纳克进一步评论说，"防御性冲突在结构上还会有某种程度上的保留，除非对其效果在不同的情形下进行重复和联结性的工作"。她还建议，日益增长的对分析防御机制的重视，导致了"对防御性模式持续性工作的需要的认识……这在很大程度上替代了以前所指的修通"。

在同一年，克里斯（Kris, 1956a）指出，解释工作最后会导致病人过去的重建，修通的一个方面是满足病人材料在许多不同的方面和水平上重建的需要。与此相关的是洛伊沃尔德（Loewald, 1960）的一个更加普通的观点，他认为分析是导致病人内部结构发生改变的过程（结构这个词在精神分析文献里特指本我、自我和超我的三角形结构，但现在更普遍地指伴随缓慢变化的心理组织）。

他说：

"分析师组织和表达出……那些由病人提供的材料和产物。如果对潜意识的解释是及时的，表达这些意义的词汇就会被病人认为是表达了他的体验。它们帮助他组织本来组织得不好的东西，给他和他自己之间制造'距离'，使他能够理解、观看、说出来和'处置'以前看不到的、不可理解的、不可言说的、无形的东西……作为组织的高层代表，并将此传递给病人的分析师的功能加上分析师的理解，应该适合于组织的性质及其方式的需要。"

洛伊沃尔德关于分析师作用的观点的构想帮助我们认识到这样

的观点,分析师的理论框架和技术不是从"对"与"错"的角度,而是从它们是否有用的角度出发的。

在一次对修通的有说服力的讨论中,诺维(Novey,1962)认为,围绕这一概念和建议的困难,在于有一些存在于分析师和病人之间的精神分析与其他心理治疗相同的、促进了修通的因素。这些因素(如支持性技术等)看来十分必要,在所起作用上超过并高于给予正确的解释。修通也发生在分析治疗之外。"许多被我们称之为修通的东西,只要导致了结构性的改变,究其合适的意义实际上是在智力及情感意义上的体验与再体验。"瓦伦斯坦(Wallerstein,1962)就分析结束之后仍存在的继续工作而言有着相似的观点,他说:"在紧接着常态分析结束后的自我分析工作的无休止阶段,修通的速度加快了,这一新的行为模式,以及新的思维和情感模式促进了结构化的进程。"斯图尔特(Stewart,1963)和格林森(Greenson,1965b)继承了弗洛伊德的观点,即修通最初是对抗"本我阻抗"的。

但是,格林森发展了一个围绕领悟和改变的修通的概念,即在病人领悟之前,

> "我们不认为分析工作是修通,只有在领悟之后才是。修通的目的就是使领悟有效,也就是说,在病人身上制造有意义的和持久的改变……对这些偏离了导致改变发生的领悟的阻抗的分析就是修通的工作。分析师和病人,每一方均对这一工作做出了贡献……修通主要是对阻抗的分析的重复、深入和扩大。"

格林森(1965b、1966)补充说:"更为恰当地说,导致领悟的分析工作也许可以被叫做严格意义上的分析工作。而修通就是对行

为、态度和结构改变的领悟的分析工作。"他继续列举了这一工作的内容。

(1) 解释的重复,尤其是移情阻抗的分析。

(2) 打破经验和记忆中情感与冲动的禁锢。

(3) 解释的延伸、深化和扩展,发掘一个行为的各种前提和来源的多种功能和决定性因素。

(4) 将环境中病人与其他重要人物的过去置于活生生的情景下的重塑。这包括对过去各个时期的自我形象的重塑。

(5) 促进反应和行为的改变,使曾经裹足不前的病人在面对其一直认为是危险的冲动和客体时,勇于尝试新的反应和行为模式。一般地说,病人会首先在分析场景中尝试新的行为,然后再到外部世界。这些新的行为将具有较少的婴儿性过去的扭曲特性。

谢恩(Shane,1979)提出了对修通的发育性理解,他强调,修通的过程类似于发生在正常儿童身上的发育过程。他说:

"解释是必需的,但对治疗性改变来说还不够……修通过程不仅包含了对阻抗和被分析者许多的和多种多样体验内容的重复性解释,而且也包含了发育中同样重要的过程。"

这一成长被视为是紧接在每一正确解释之后的一系列进步的结果所带来的高级结构性改变。这些进步构成了修通。

(1) 接受并理解新的领悟(包括克服对领悟的阻抗)。

(2) 应用新的领悟以获得新的能力(开始结构性成长)。

(3) 由于具备新的能力而能从不同的角度看待自己(继续结构性成长)。

(4) 哀悼并战胜旧的自体以及(通常是)旧的客体的亲附(伴随着结构性成长的稳固化)。

正如我们先前所说，一些较早的［费尼切尔（Fenichel, 1941, 1945a）；格洛弗（Glover, 1955）］作者认为，修通是更多主要由分析师所介导的工作，而非由病人。一些梅勒妮·克莱因的追随者也持同样的观点。

所以，皮克（Pick, 1985）写到：

"病人对分析师产生持续性的投射为分析的核心；每一种解释旨在将妄想和（或）分裂状态向抑郁状态进行转换，这不仅仅对病人而言如此，对需要一次次退行和修通的分析师而言也如此。我怀疑真正的关于深层还是表面的解释的现实争议达到了曾经强调过的水平，但就分析师通过内在的给予解释的行为这一工作过程的程度而言……争议在于分析师如何允许自己来体验、消化并形成和交流这种解释。"

这就与比昂（1962）关于母亲的"幻想"和母亲（分析师）作为病人的焦虑和悲伤的"容器"的概念相符合了。巴兰德（Barande）评论说（1982），克莱因学派的研究似乎涉及了非常困难和戏剧性的工作，并总保持着分析师那一方的警觉。

与此相反，奥肖内西（O'Shaughnessy, 1983）也是一位克莱因学派分析师，他强调必须由病人来做的工作。

"……因为病人通过分析师的话语（变化性的解释）感到了被理解，他慢慢地对他以前的关系模式给予更多的注意，直到……他终于能够用他自己的言语来表达他对自己的理解，这导致结构性改变和自我成长的恢复，这是一个多变的时刻。简单地说，变化的解释本身不是导致改变的因素，它们将病人置于改变的位置上。他自己必须用他自己的话语去主动、变化地修通。"

另外一些作者［如斯图尔特（Stewart，1963）；瓦伦斯坦（Valenstein，1983）］也将修通视为病人的工作。例如，塞德勒（Sedler，1983）在对这一概念的一次有意义的讨论中说："精神分析清楚地定义了神经症的问题，但它却不能解决它，因为每一个个体必须自己解决。分析情景是为促进这一解决而特别设立的……分析师、他的技巧和移情事件都是整个过程不可缺少的因素……修通相当于被分析者最终所主要趋向的过程看作是他自己的——而非我们的——胜利，是对神经症生活的不动声色的超越。"

由科胡特发展的自我心理学，引起了这一概念的变革。科胡特认为，修通的目的是继续个体的发展，直至形成一个能够移情性交流的自我。科胡特所谓交流是指一个人自己和他的自我客体之间的交流（见第4章）。科胡特说，在分析中，"原有的、被自我客体性移情打开的分析师和病人之间的共情的流动，又重新被调动起来。然后病人又一次被与他一致的自我客体所支撑"。

科胡特的自体心理学的发展导致了概念上的革命，就自体共情性交互作用的意义来看，科胡特将修通视为个体发育的恢复。在此，科胡特所指的交互作用存在于自体与自体客体之间（见第4章）。科胡特就分析（1984）说道："通过早就建立的自体客体移情而开放的存在于分析师与被分析者之间的共情流被重新激活，病人的自体于是为更符合他的共情的自体客体域所支持。"

因此，自体心理学家视修通为对阻止旧的自恋性移情的建立之阻抗的解除。马兹林（Muslin，1986）评论说，修通从自体心理学的观点来讲可以得到最佳的定义，因为分析性工作在完成解除病人阻抗的时候进入到一个新的自体及自体客体关系之中。这些阻抗代表着维持旧的、但却不利于成长的儿童关系的尝试，该关系为迄今为止该个体所能了解的安全的原始形式。实质上,修通的自体心理学观点与传统的看法在很多方面没有什么区别。区别似乎在于修通什么,而不是其过程的特点。所以科胡特说(1984):"虽然自体心理学依据与传统分析相同的工具(在节制的氛围中,解释紧跟在修通之后)以获得分析性疗效,但自体心理学不仅从另外的角度来看待所取得的结果,而且也从另外的角度来看待解释和修通在分析过程中所扮演的特别角色。"

站在非常不同的精神分析立场,布伦纳(Brenner,1987)回顾了赋予修通的不同含义以及它与分析工作的关系。他总结道:

"简单地说,如果希望分析获得成功,每个描述主体的作者所能洞穿分析的实质为每个人所说的东西必须得以修通:对意愿及行动和话语的回忆,病人与分析师之间的真实关系,成熟和成长,如此等等。所以,每个人都会说同样的东西,即我分析病人需要很长时间,分析是一项很缓慢的工作。虽然解释可能是有意义或正确的,病人却不会被单一的解释所治愈。"

他补充道:

"在分析治疗过程中,修通不是令人遗憾的延迟,它就是分析本身。弗洛伊德在1914年写道:正是解释工作导致了有真正价值的领悟,导致了可靠的、持久的治疗性改变……在任何意义上,对精神冲突的分析就是应该被称为修通的东西。"

围绕这一概念所产生的一些混乱,是因为许多精神分析的作者想坚持在定义为分析性治疗工作重要部分的修通与能够导致、伴随及继发于修通的心理过程之间作出明确的界定。对弗洛伊德而言

(1914g)，一次次地掩盖着相同的东西，追溯着潜意识的冲动、冲突、幻想和防御，就像它们在病人的资料中出现和再现，对于病人来说是一个"艰巨的"任务，对分析师来说是"对耐心的考验"，这似乎是修通的本质。对修通的这样的表述，也许会被大多数精神分析师接受，但是，当这个概念扩展的时候，马上出现了分歧。分歧反映了精神分析领域里的不同理论取向，也反映了精神分析理论在不同历史时期对不同心理功能观点的强调。弗洛伊德对修通和修通所导致的结果作了仔细的区分，在前者，指一些被认为是必须的因素（特别是本我阻抗）；在后者，指仅仅通过暗示和发泄不可能获得的更彻底的改变。

很显然，弗洛伊德之后的精神分析理论的发展对这一概念有着多种影响，所以，它原有在描述上的简单性已不复存在。诺维（Novey，1962）写了《我们对理解修通过程的缺陷》一文，塞德勒（Sedler，1966）回应了这一观点。比德 [Bird (in Schmale, 1966)] 认为，这一术语根本就没有存在的必要。不过，它仍在继续被广泛使用着，并几乎通常被认为是基本的精神分析临床或技术概念。抛开它的缺点，它仍然是一个主要的描述性的临床概念。它包含着分析师和病人的工作，与战胜一切来源的阻抗的需要有关。当然，在解释或领悟之后，导致病人改变失败的因素除了阻抗以外还有别的因素。阻抗这个概念是另一个具有解释性的力量的描述性概念的例子。我们先前强调了区分阻抗形式和阻抗来源的必要性，就后者而言，我们曾经建议，所谓的"本我阻抗"是一般性阻抗中的一个例外，因为"非习得"或者消除的需要，它与放弃过去的适应性解决方式（包括神经症症状）有关。对巩固和奖赏的需要，以便完成学习（包括通过领悟学习），形成新的结构以及控制力，或消除旧的成分，均与此相关。通过学习对结构的修正不是修通的一部分，而是修通的结果。

最后，需要强调的是，精神分析学派的作者一致地认为，尽管修通是精神分析过程的一个重要部分，对潜意识的精神内容和移情重复性的解释及由此获得领悟，对分析工作的成功同样至关重要。任何一种技术，如果没有全部地使用的这些因素，就不能被看成是真正的精神分析。当然，这并不是说，修通在另外的治疗形式中、尤其是在包含"再训练"或者"再教育"的治疗中没有用处。

相关名词、人名英汉对照

A

Abend, S. M.
阿本德

Abraham, K.
亚伯拉罕

abreaction
宣泄

absence of basic trust
基本信任的缺乏

abstinence, rule of
节制,规则

Abt, L.
阿布特

acting
行动

acting in
治疗内见诸行动

acting in the transference
见诸行动于移情中

acting out
(治疗外)见诸行动

action
行动

active
主动的

actualization, concept of
现实化,概念

adaptation, as acting out
适应,见诸行动作为

adhesiveness of
黏滞性

adhesiveness of libido
力比多的黏滞性

Adler, G.
阿德勒

adult
成人

age
年龄

age and analysability
年龄与可分析性

aggressive energy
攻击能量

agieren [to act]
见诸行动

Alexander, F.
亚历山大

alliance
联盟

Alston, T.
阿尔斯顿

alter ego
变化的自我

alter ego transference
变化的自我移情

ambivalence of wishes
愿望的两难

analysability
可分析性

analysis
分析

analysis of
……的分析

analyst
分析师

analyst as
分析师作为

analyst-analysand relationship
分析师－被分析者关系

analytic
分析性

analytic development of
分析性发展

analytic stance of
分析性立场

Anaxtasopoulos, D.
阿纳斯塔索保洛斯

Anna Freud (Freud, A.)
安娜·弗洛伊德

anti-therapeutic
反治疗

anti-therapeutic alliance
反治疗联盟

Anxiety
焦虑

Arkin, F. S.
阿金

Arlow, J. A.
亚农

armour-plating of [Charakterpazerung]

装甲

art of
……的艺术

artistic
艺术的

artistic creativity
艺术创造力

artistic creativity and regression
艺术创造力与退行

as adaptation
作为一种适应

as communication
作为一种交往

as distorting
作为一种歪曲

as fantasy object
幻想客体

as interpretation
作为一种解释

as mediator
作为调停者

as narrative transaction
作为一种叙事性交互

as obstacle
阻碍

as resistance
作为一种阻抗

as source of information
作为一种信息来源

as specific illusion
作为一种特异性错觉

Asch, S.
阿施

Atkins, N. B.
阿特金斯

Auchincloss, E. L.
奥金克洛斯

autonomous ego functions
自主性自我功能

B

Balint, A.
A·巴林特

Balint, M.
M·巴林特

Barande, R.
巴兰德

Baranger, W.
巴兰哲

Bamett, J.
巴尼特

basic model of psychoanslysis
精神分析的基本模式

basic model of
基本模式

basic rule of
基本规则

basic transference

基本移情

basic trust
基本信任

basic
基本的

basic
基本

basis of
……的基础

Bateson, G.
贝特森

Bégoin, F.
F·贝古安

Bégoin, J.
J·贝吉安

behaviour as
行为（被指）作

behaviour, as acting out
见诸行动的行为

Bellak, L.
贝拉克

Beres, D.
贝勒斯

Berg, M. D.
贝格

Bergman, A.
贝格曼

Berkowitz, D. A.
贝科维茨

Bernstein, I.
伯恩斯坦

Besetzung [cathexis]
投注

Bibring, E.
比布林

Bibring-Lehner, G.
比布林－莱讷

Bilger, A.
比尔杰

Bion, W. R.
比昂

bipersonal field
两人区域

Blacker, K. H.
布莱克尔

Bleger, J.
布莱格尔

Bleuler, E.
布洛伊勒

Blitzsten
布利茨斯腾

Blos, P.
布洛斯

Blum, H. P.
布卢姆

Boesky, D.
博伊斯基

Boullas, C.
博拉斯

bond
纽带、联盟

Bone, M.
博恩

borderline patient
边缘性病人

borderline states
边缘性状态

Boschán, P. J.
博施安

Brandchaft, B.
布兰德夏弗特

Brenner, C.
查尔斯·布伦呐

Breuer, J.
布罗依尔

Britton, R.
布里顿

Brown, G. W.
布朗

Buie, D. H.
布伊

Bush, M.
布什

C

Calogeras, R.
卡洛赫拉斯

Campbell, R. J.
坎贝尔

capacity for treatment alliance
建立治疗联盟的能力

capacity for
能力

case of Dora
多拉案例

case of Frau PJ on counter-transference
关于反移情的 P·J 女士案例

castration
阉割

castration anxiety
阉割焦虑

cathexis (investment) [bestzung]
投注

central role of
……的核心作用

Cesio, F. R.
塞西欧

changes in
变化

changes in meaning of term
术语含义的变化

character
性格

character disorder
性格障碍

Charcot, J. M.
夏科

Chediak, C.
切迪阿克

child
儿童

child analysis
儿童分析

childhood
儿童期

childhood trauma
儿童期创伤

clarification
澄清

classification of
……的分类

clinical
临床

Coen, S. J.
科因

cognitive knowledge
认知性知识

Cohen, M. B.
科恩

Colarusso, C. A.
科拉鲁索

communication
交往

compensation
补偿

compensation neuroses
代偿性神经症

vomplementary
互补性

complementary identification and countertransference
互补性认同与反移情

Compton, A.
康普顿

compulsion
强迫

concept of
……的概念

concordant
一致性

concordant identificaton and countertransference
一致性认同与反移情

conflict-free sphere of
无冲突区

conflict-free sphere of ego
自我的无冲突区

confrontation
面质（正视）

conscience
良知

Conscious
意识

Conscious, system
意识，系统

constancy of
……的恒定性

constituents of
……的组成

constructions in analysis
分析中的建构

constructions in analysis and interpretation
分析与解释中的建构

containment
容纳

content
内容

content interpretation
实质性解释

contract
合约

Cooper, A. M.
库珀

Comelison, A.
科内利森

correct
正确的

counterfeit negative therapeutic reactions
伪负性治疗反应

counter-reactions of analyst
分析师的反-反应

counter-resistance of
反阻抗

counter-resistance of analyst
分析师的反阻抗

Counter-transference
反移情

cure
治愈

Curtis, H. C.
柯蒂斯

D

Dalison, B.
达利森

damaging aspects of
损害性方面

danger of
危险

danger of cure
治愈的危险

Daniel Stern
丹尼尔·斯特恩

Davies, S.
戴维斯

defence
防御

defence interpretation
防御解释

definition
定义

delusional
妄想性

delusional hypochondriasis

妄想性疑病症
delusional transference
妄想性移情

depressionn
抑郁

depression and negative therapeutic reaction
抑郁与负性治疗反应

deriving from secondary gains
源自继发性获益

Deutsch, H.
多伊奇

Deutung [interpretation]
解释

development
发展、发育、成长

development of
……的发展

development of treatment setting by
治疗设置的发展

developmental
发展的、发育的

developmental approach to
通往……的发育途径

developmental considerations
发展结果

developmentdpsychomdysis
发展性精神分析

Dewald, P. A.
德瓦尔德

Dickes, R.
迪克斯

difficulties of
……的困难

diffusion
弥散

disorder, and analysability
障碍，与可分析性

disruption of
破坏

dissociation
分离

dissociation of past experiences
过去体验的分离

Donald Winnicott
唐纳德·温尼科特

Dora
多拉

dream content
梦的内容

dreams
梦

Drive energies
驱力能量

drives
驱力

duration of
……的时朔

dynamic
动力性

E

Eagle, M. N.
伊格尔

Early use of
……的早期运用

Edith Jacobson
伊迪丝·雅各布森

effective
有效的

effective
情感

effective transference
有效性移情

ego
自我

ego dystonic
自我不和谐的

ego syntonic
自我和谐的

ego syntonicity of
自我和谐性

Eidelberg, L.
艾德尔贝格

einsicht (insight)
领悟

Eissler, K. R.
艾斯勒

Ekstein, R.
埃克斯坦

elements, in treatment alliance
成分，治疗联盟中

Elizabeth Zetzel
伊丽莎白·蔡策尔

Emde, R.
埃姆德

emotional
情感情

empathic
共情的

empathy
共情

empathy of
共情

energies, drive
能量，驱力

English school
英国学派

English, O. S.
因格利什

environment, and regression
环境，与退行

envy
嫉妒

envy and negative therapeutic reaction
嫉妒与负性治疗反应

Erard, R. E.
埃拉德

Erikson, E. H.
埃里克森

erotic
色情性

erotic transference
情欲性移情

erotized
色情化

erotized transference
色情化移情

Escoll, P. J.
埃斯科尔

esteem, loss of
自尊，的丧失

etymology
词源学

Evans, R.
埃文斯

experientially acquired
经验习得的

expressive
表达性

expressive psychotherapy
表达性心理治疗

externalization
外化

externalization of, and transference
外化，与移情

extratransference
额外移情

extratransference interpretation
额外移情的解释

F

Fairbairn, W. R. D.
费尔贝恩

family theorists of
家庭理论家

family theorists of schizophrenia
精神分裂症的家庭理论家

fantasy object
幻想客体

father
父亲

fear of
害怕

Federn, P.
费德恩

Feigenbaum, D.
法伊根鲍姆

Fenichel, O.
费尼切尔

Ferenczi, S.
费伦齐

Fine, B. D.
法伊恩

Finesinger, J. E.
法伊恩辛尔

Fischer, N.
菲舍尔

Fleck, S.
弗莱克

Fliess, R.
弗利斯

flight into health
逃入健康

Fonagy, P.
福纳吉

for treatment alliance
对于治疗联盟

form of
……的形式

formal
正规性

forms of
……的形式

Frank, A.
弗兰克

Frau, P. J.
P·J女士

free association
自由联想

free-floating
自由漂浮的

free-floating responsiveness
自由漂浮的回应性

French, T. M.
弗伦奇

Freud on
弗洛伊德关于

Freud, A.
安娜·弗洛伊德

Freud, S., passim
弗洛伊德，书中各处的

Freud's development of
……弗洛伊德的发展

Friedman, L.
弗里德曼

friendly
友善的

friendly transference
友善的移情

Fromm-Reichmann, F.
弗罗姆-赖希曼

Frosch, J.
弗罗施

frustration in childhood
儿童时期的挫败

function of analyst
分析师的功能

functions, autonomous
功能，自主性

G

Gabbard, G. O.
加巴德

gains from illness
疾病获益

Gedo, J. E.

盖多

gender of analyst
治疗师的性别

gender of, role of in transference
性别，移情中的角色

Gero, G.
格罗

Gerstley, L.
格斯特利

Gestalt
完形

Gestalt psychology
完形心理学（格式塔）

Gill, H. S.
吉尔

Gill, M. M.
吉尔

Gillman, R. D.
吉尔曼

Giovacchini, P.
吉奥瓦克奇尼

Gitelson, M.
吉特尔森

Glenn, J.
格伦

Glover, E.
格洛弗

good
好的

Granatir, W. L.
格拉纳蒂尔

Gray, P.
格雷

Greenacre, P.
格里纳克

Greenbam, H.
格林鲍姆

Greenson, R. R.
格林森

Grigg, K. A.
格里格

Grinberg, L.
格林贝格

Grunert, U.
格鲁讷特

guilt
内疚

Gunderson, J. G.
冈德森

Gutheil, T. G.
久塞尔

H

Haley, J.
哈利

Halpert, E.
霍尔珀特

Hamilton, V.
汉密尔顿

Hammett, V. B. O.
哈米特

handeln [to act]
行动

Hanly, C.
汉利

Harley, M.
哈利

Martmann, H.
哈特曼

Hatcher, R. L.
哈彻

Havens, L. L.
黑文斯

Hazen, L.
黑增

Heinz Kohut
海因茨·科胡特

health flight into
健康，逃入

Heimann, P.
海曼

Hernandez, M.
赫南代兹

HERR, K.
K 先生

Hill, D.
希尔

Hinshelwood, R. D.
欣谢尔伍德

Hinsie, L. E.
欣西

historical views of
历史观点

Hoffer, W.
霍费尔

Holder, A.
霍尔德

holding function of
支持容纳性功能

holding
支持容纳性

Horney, K.
霍妮

Horowitz, M. H.
霍罗维茨

hostility
敌意

hostillty and erotized transference
敌意与色情化移情

hypnosis
催眠

I

Ibsen, H.
伊布森

id
本我

id resistance

本我阻抗

ideal of
理想典范

idealization of analyst
将治疗师理想化

identification
认同

identity
同一性

illness
疾病

illusion
错觉

illusion, vs reality
错觉，相对于现实

imago
意象

importance of
……的重要

in borderline states
边缘性状态中的

in child analysis
在儿童分析中

in narcissistic patients
自恋性病人的

in treatmnt alliance
治疗联盟中

indiscriminate use of term
术语的滥用

individuation
个体化

inertia
惰性

infant
婴儿

Infante, J. A.
因范蒂

infantile
婴儿性

infantile, and transference neurosis
婴儿性，移情神经症

infant's relationship to
与……的婴儿关系

insight
领悟、内省

insight of
对……的领悟

instinctual
本能的

instinctual drives
本能驱力

intellectual
理智的

intellectual resistance
理智化阻抗

internal psychic
内在精神的

internal psychic resistance
内在精神的阻抗

internal, externalization of
内在的，外化

internalization
内化

interpretation
解释

interpretation of
……的解释

intervention
干预

introdutory phase of
……的导入期

introductory phase of therapy
治疗的导入期

introject
内摄

introjection
内摄

introjective
内摄性

introjective identification
内摄性认同

irrational aspects of
……的不合理方面

irrational aspects of therapy
治疗的不合理方面

irrational motives for
不合理性动机

Isaacs, S.
艾萨克斯

Ivimey, M.
伊弗米

J

Jacques Lacan
雅克·拉康

Jackson, D. D.
杰克逊

James Strachey
詹姆斯·斯特雷奇

Jacobs, T. J.
雅各布斯

Jacobson, E.
雅各布森

Janet, P. M. F.
珍妮特

Jaspers, K.
雅斯佩尔斯

Joffe, W. G.
乔弗

Jones, E.
琼斯

Joseph, B.
约瑟夫

Joseph, Breuer.
约瑟夫·布罗依尔

Jung, C. G.
荣格

K

Kächele, H.
克歇莱

Kanzer, M.
坎泽

Kaplan, A.
卡普兰

Kemper, W. W.
肯珀

Kennedy, H.
肯尼迪

Kepecs, J. G.
凯佩克斯

Kernberg, O. F.
克恩贝格，康伯格

Kerz-Ruehling, I.
克尔茨－吕林

Khan, M. M. R.
坎

King, P.
金

Klauber, J.
克劳伯尔

Klein, M.
克莱因

Kleinian theory of
……的克莱因学派理论

Kluewer, R.
克鲁沃尔

Khan, M. M. R.
卡恩

Knight, R. P.
奈特

knowledge, cognitive
知识，认知性

Koehler, W.
柯勒

Kohut, H.
科胡特

Kraepelin, E.
克雷佩林

Kramer, M. K.
克拉默尔

Kris, E.
克里斯

Kubie, L. S.
库比

L

Lacan, J.
拉康

Lampl-de-Groot, J.
朗普尔－德－格鲁特

Langs, R. J.
兰斯

Laplanche, J
拉普兰什

Lasky, R
拉斯基

Leider, R. J.
莱德

Leites, N.
莱蒂斯

Lester, E. P.
莱斯特

Levy, J.
利维

Lewin, B.
莱温

libidinal impulses
力比多冲动

libidinal
力比多的

libido
力比多

Lidz, T.
利兹

Limentani, A.
利门塔尼

Lipton, S. D.
利普顿

Little, M.
利特尔

Loewald, H. W.
洛伊沃尔德

Loewenstein, R. M.
洛伊温斯坦

London, N. J.
伦敦

Lorand, S.
洛伦德

love
爱

love, transference
爱，移情

M

Macbeth Lady
麦克贝思，女士

Mahler, M.
马勒尔

Main, T. F.
梅恩

Mangham, C. A.
曼厄姆

manifest
显性

manifest dream content
显梦的内容

Margaret Mahler
玛格丽特·马勒

Martin, A. R.
马丁

masochism
受虐

Masterson, J.

马斯特森

maternal
母亲的

mature
成熟的

mature transference
成熟的移情

McDougall，J
麦克多戈尔

McLaughlin，J. T.
麦克拉弗林

meanings of
……的含义

meanings of term
术语的含义

mechmism of
……的机制

mechanisms of defence
防御机制

Meissner，W. W.
迈斯讷

Melanie Klein
梅勒妮·克莱因

Meltzer，D.
梅尔策

Menninger，R.
门宁格

Meynert，T. H.
迈纳特

Michael Balint
迈克尔·巴林特

Michels，R.
米歇尔斯

mirror
镜像

mirror transference
镜像移情

misalliance
错误联盟

misconceptions about
关于……的错误概念

Mishler，E. G.
米什勒

mitagieren
协同见诸行动

Mitscherlich-Nielsen，M.
米切利希-尼尔森

modalities of
……的形式

model
模式

Modell，A. H.
莫代尔

modernist views of
现代观点

Moeller，A. H.
默勒

Money-Kyrle，R. E.
马尼-基尔勒

Moore, B. E.
穆尔

Morgenthaler, F.
莫根撒勒

mother
母亲

mother-child relationship
母子关系

motivation
动机

motives of
……的动机

mourning
哀伤

mourning and working through
哀伤与修通

multiple meanings of
多种含义

multiple meanings of term
术语的多种含义

Muslin, H.
马兹林

mutative
令人改变的

mutative interpretation
令人改变的解释

mutative working through
令人改变的修通

Myerson, P. A.
迈尔森

N

Naiman, J.
奈曼

narcissistic
自恋性

narcissistic neuroses
自恋性神经症

narcissistic omnipotence
自恋性无所不能

narcissistic patient
自恋性病人

narcissistic rewards
自恋性报偿

narcissistic rewards and masochism
自恋性报偿与受虐

narcissistic transference
自恋性移情

narrative transaction
叙事性交互

need for
需要

need for limitation of
需要限定

negative
负性

negative therapeutic reaction
负性治疗反应

negative treatment alliance

负性治疗联盟

Nemiroff, R. A.
内米罗弗

Neubauer, P. B.
诺伊鲍尔

neuropsychoses
神经精神病

neuroses
神经症

neurosogenesis
神经症生发

neurotic
神经症性

neurotic patient and defence interpretation
神经症病人与防御解释

neutral
中性

non-verbal factors
非言语性因素

Novey, S.
诺维

Novick, J.
诺维克

Nunberg, H.
农贝格

O

O'Shaughnessy, E.
奥肖内西

object
客体

observable signs of
可观察到的征象

obvious resistance
显而易见的阻抗

obvious
显而易见的

Oedipus complex
俄狄浦斯情结

of defence
……的防御

of dreams
梦的

of infantile attitudes
婴儿态度的

of libidinal impulses
力比多冲动的

of mental apparatus
精神结构的

of psychoanalysis
精神分析的

of resistance
阻抗的

of transference
移情

Offenkrantz, W.
奥芬克兰茨

Ogden, T. H.
奥格登

Olinick, S. L.
奥利尼克

omnipotence
无所不能

Otto Kernberg
奥托·克恩贝格

on acting out
关于见诸行动

on free association
关于自由联想

on interpretation
关于解释

on negative therapeutic reaction
关于负性治疗反应

on repetition compulsion
关于强迫性重复

on resistance
关于阻抗

on transference neurosis
关于移情神经症

on transference
关于移情

on working through
关于修通

origins of
……的起源

Ornstein, A.
奥姆斯坦

Ornstein, P.
奥姆斯坦

Orr, D. W.
奥尔

out
(治疗外)见诸行动

P

pact
契约

parameters of
……的参数

parameters of technique
技术的参数

paranoia and negative transference
妄想与负性移情

pathological narcissism
病理性自恋

Pearson, G. H.
皮尔逊

Person, E.
珀森

personality disorder
人格障碍

personality of
人格

Pettit, J.
佩蒂特

phases in development of

发展上的各个阶段

phenomena, transitional
现象，过渡性

Pick, I. B.
皮克

Pine, F.
派恩

pleasure principle
快乐原则

pleasure, principle
快乐，原则

Poland, W. S.
波兰

Pontalis, J. B.
庞塔利斯

Porder, M.
波德

positive transference
正性移情

positive
正性

post-oedipal developmental processes
后俄狄浦斯发展过程

preconscious
前意识

preconscious, system
前意识，系统

pre-oedipal conflict
前俄狄浦斯冲突

Pressman, M.
普雷斯曼

primary
初级

primary
原始

primary gain
原发性获益

primary process
初级过程

primitive grandiose
原始的自大

primitive introjected
原始内摄性

primitive introjected imago
原始内摄性理想化意象

principle
原则

problem with
问题

process
过程

projection
投射

projective
投射性

projective identification
投射性认同

pseudo-alliance
假联盟

psychical
心理

psychoanalysis
精神分析

psychoanalysis by
精神分析

psychology
心理学

psychopathic patients and treatment alliance
心理病理病人与治疗联盟

psychoses
精神病

psychosis
精神病

psychotherapy
心理治疗

pgyChO 让。
精神病的

psychotic patient
精神病病人

psychotic transference
精神病性移情

punishment
惩罚

R

racial factors in
种族因素

racial factors in transference
移情中的种族因素

Racker, H.
拉克尔

Rangell, L.
兰盖尔

Rank, O.
兰克

Rapaport, D.
拉帕波特

Rappaport, E. A.
拉普帕波特

rational
合理性

rational transference
合理性移情

realistic
现实性

realistic bond between
之间的现实性纽带

reality
现实

reconstruction
重构

reconstructive
重构性

reconstructive interpretation
重构性解释

recovery
恢复

Reed, G. S.
里德

regression
退行

Reich, A.
A·赖希

Reich, W.
W·赖希

Reid, J. R.
里德

Reider, N.
里德尔

relation
关系

relations
关系

relationship
关系

relationship of to primary object
与原始客体的关系

remembering and acting out
回想与见诸行动

repetition
重复

repetition compulsion
强迫性重复

repression
潜抑

resistance
阻抗

resistance as
阻抗

resistance deriving from
阻抗源自

resistance in
阻抗

resistance of to change
对于改变的阻抗

resistance to
阻抗

response to analysand's projective identifications
对被分析者投射性认同的反应

responsiveness
回应性

revene of
……的遐思

revision of concepts by
对概念的修正

Rexford, E.
雷克斯福德

Richfield, J.
里奇菲尔德

Rinsley, D. B.
林斯利

Riviere, J.
里维埃尔

Robert Emde
罗伯特·埃姆德

role

角色
role of
角色、作用

role of gender of analyst in
分析师性别的角色

role of in analyst-analysand relations
在分析师－遐想被分析者关系中的作用

role of in development of treatment alliance
在治疗联盟发展中的角色

role of in transference
移情中的角色

role of parents in
父母的角色

role of pregenital factors in
生殖前期因素在……的作用

Romm, M.
罗姆

Ronald Fairbaim
罗纳德·费尔贝恩

Rosen, J.
罗森

Rosenfeld, H. A.
罗森费尔德

Rothstein, A.
罗思斯坦

Roussillon, R.
鲁西荣

rule of abstinence
节制规则

Rycroft, R. C.
赖克罗夫特

S

Saizman, L.
赛兹曼

Salzman, L.
萨尔茨曼

Sandler A-M
A·-M，桑德勒

Sandler, J.
J·桑德勒

saul, L. J.
索尔

Saussure, J. de.
索绪尔

Schafer, R
沙弗

Schizoid pensonality
分裂样人格

schizophrenia
精神分裂症

schizophrenic
分裂样

schizophrenic transference phenomena
精神分裂症的移情现象

Schmale, H. T.
施马勒

Schon, D. A.
朔恩

Schowalter, J. A.
朔沃尔特

Searles, H. F.
瑟勒斯

second
次的、第二

secondary
次级

secondary gain from
继发性获益

secondary gains
继发性获益

secondary process
次级过程

Sedler, M. J.
塞德勒

seduction theory of
诱惑理论

segal, H.
西格尔

self
自体

self psychology
自体心理学

selfobject
自体客体

separation
分离

session
治疗时段

setting
设置

setting, Freud's development of
设置，弗洛伊德的发展

Seu, B.
索伊

Severe
严重的

severe personality disorder
严重人格障碍

sexual, vicisstudes of
性，变迁

shame and treatment alliance
羞耻与治疗联盟

Shane, M
谢恩

Shapiro, E. R.
E·R·夏皮罗

Shapiro, R. L.
R·L·夏皮罗

Sharpe, E. F.
夏普

Shengold
申戈尔德

Shop, P.
肖普

Silverberg, W. V.
西尔弗贝格

Silverman, M. A.
西尔弗曼

Singer, M.
辛格

situation
情景

Slater, E.
斯莱特

socio-cultural factors in
社会文化因素

Sodré, I.
索德雷

space
空间

specific
特异性

specific psychobiological bedrock
特定的心理生物学基石

Spence, D. P.
斯彭斯

Spillius, E.
斯皮利厄斯

Spitz, R.
斯皮茨

Spruiell, V.
斯普路鲁伊厄尔

Sterba, R.
斯特巴

Stern, A.
A·斯特恩

Stern, D.
D·斯特恩

Stewart, W. A.
斯图尔特

Stone, L.
斯通

Strachey, A.
A·斯特雷奇

Strachey, J.
J·斯特雷奇

strategic
战备性

strategic resistance
战备性阻抗

structural
结构

structural change
结构变化

structural model of
结构模式

structural model of mentalapparatus
精神结构的结构模式

structural theory
结构理论

structural of
结构

Strupp, H. H.
斯特鲁普

substitute for memory
记忆替代

Sullivan, H. S.
沙利文

superego
超我

superego resistance
超我阻抗

Swartz, J.
斯沃茨

symbolic
象征性

symbolic interpretation
象征性解释

system
系统

Szasz, T. S.
萨斯

T

tact
机敏

tactical
战术性

tactical resistance
战术性阻抗

Tarachow, S.
塔拉乔

technique
技术

temporal
暂时性

term
术语

terminology
术语学

theory
理论

theory of
理论

therapeutic
治疗性

therapeutic alliance
治疗联盟

therapeutic contract
治疗合约

therapeutic intervention
治疗干预

therapeutic misalliance
治疗错误联盟

therapeutic reaction
治疗反应

therapeutic setting
治疗设置

therapeutic split in
在……的治疗性分裂

therapeutic split in ego
自我的治疗性分裂

therapist
治疗师

therapy
治疗

Thomä, H.
托梅

timing of
时机

to treatment alliance
对治疗联盟

Tobin, A.
托宾

topographical
定位的

topographical conception
定位概念

topographical model of mental apparatus
精神结构的定位模式

topography
定位

Tower, L. E.
陶厄

training
培训性

training analysis
培训性分析

transference
移情

transference as
移情

transference in
移情在

transference of
移情

transference of
……的移情

transference resistance
移情阻抗

transference, and
移情，与

transitional
过渡性

transitional phenomena
过渡性现象

transitional space
过渡性空间

transmuting
令人擅变的

transmuting internalization
令人擅变的内化

trauma
创伤

trauma theory of
创伤理论

trauma, theory of neurosis
创伤，神经症理论

traumatic childhood experiences
创伤性儿童体验

traumatogenic theory of
创伤源理论

traumatogenic theory of hysteria
癔症的创伤源理论

treatment
治疗

treatment alliance
治疗联盟

treatment of
……的治疗

trial
试验性

trial period of
的试验性时朗

trial period of therapy
治疗的试验性时期

Trieb [instinctual drive]
本能驱力

true
真正的

trust
信任

Tylim, I.
泰利姆

types of
……的类型

types of
类型

Tyson, P.
P·泰森

Tyson, R. L.
R·L·泰森

U

ubiquity of
无所不在性

unconscious and dreams
潜意识与梦

unconscious
潜意识

unconscious wishes
潜意识愿望

unconscious, role of
潜意识，作用

unobtrusive resistance
不明显的阻抗

use of
……的运用

uses of term
术语的运用

V

Valenstein, A. F.
瓦伦斯坦

van, Dam. H.
范达姆

van der Leeuw, P. J.
范德莱乌瓦

varieties of
……的变种

verbal

言语性

Vianna, H. B.
维恩纳

vs clarification
相对于澄清

vs confrontation
相对于面质

vs countertransference
相对于反移情

vs sure
相对于治愈

vs erotic transference
相对于色情性移情

vs erotized transference
相对于色情化移情

vs insight
相对于领悟力

vs negative therapeutic reaction
相对于负性治疗反应

vs other transference aspects
相对于其他移情方面

vs reality
相对于现实

vs resistance
相对于阻抗

vs transference cure
相对于移情治愈

vs transference neuroses
相对于移情神经症

vs transference
相对于移情

vs
相对于

W

Waelder, R.
韦尔德

Wallerstein, R. S.
瓦勒斯坦

Waxler, N. E.
瓦克斯勒

weakness of basic trust
基本信任的薄弱

Wearland, J.
韦厄兰

Weissman, S.
魏斯曼

Welles, J. K.
韦尔斯

West Rebecca
韦斯特·丽贝卡

Wexler, M.
韦克斯勒

Wilfred Bion
威尔弗雷德·比昂

Willick, M. S.
威利克

Wing, J. R.

伍因
Winnicott, D. W.
温尼科特
wishes
愿望
wish for
愿望
wish for cure
治愈的愿望
Wolf, E.
沃尔夫
Wolitzky, D. L.
沃利茨基
work ego of
工作自我
work ego of analyst
分析师的工作自我
working
工作

working through
修通
Wrye, H. K.
赖
Wylie, H. W.
怀利
Wynne, L.
温恩

Z

Zeligs, M.
齐利格斯
Zetzel, E. R.
蔡策尔
Zilboorg, G.
齐尔博尔格
Zinner, J.
齐讷

万千心理 心理咨询与治疗书目

书号	书名	著、译者	定价(元)
心理咨询与治疗导论			
X1419	自体心理学导论	P. A. Lessem著　王静华译	48.00
X1404	倾听·感觉·说话的更新换代	池见 阳编著　李明译	58.00
X1160	101个心理治疗难题	J. S. Blackman著 赵丞智　曹晓鸥译	88.00
X1158	聚焦：在心理治疗中的运用	A. W. Cornell著　吉莉译	48.00
X1157	沙盘游戏疗法手册	B. A. Turner著　陈莹　姚晓东译	88.00
X1140	沙游在心理治疗中的作用	Dora M. Kalff著　高璇译	38.00
X1092	心理治疗中的改变	波士顿变化过程研究小组编著 邢晓春等译　李孟潮审校	42.00
X1206	母婴互动及成人心理治疗中的主体间形式	Beatrice Beebe等著 庞美云　宓肖燕译	36.00
X1137	心理治疗中的首次访谈	S. Lukas著　邵啸译	30.00
X1126	心理咨询面谈技术（第四版）	Rita Sommers F.等著　陈祉妍等译	80.00
X999	主体间性心理治疗	P. Buirski等著　尹肖霞译	35.00
X1121	心理治疗实战录	M. F. Basch著　寿彤军　薛畅译	45.00

X1027	心理治疗师该说和不该说的话	L.N.Edelstein等著　聂晶等译	50.00
X1011	自体心理学的理论与实践	M. T. White等著　吉莉译	32.00
X930	沙游治疗	B. L. Boik等著　田宝伟等译	38.00
X720	心理咨询师的问诊策略（第六版）	S. Cormier等著　张建新等译	78.00
X808	心理咨询与治疗经典案例（第七版）	Corey, G.著　谭晨译	36.00
X830	心理咨询与治疗的理论及实践（第八版）	Corey, G.著　谭晨译	45.00
X705	精神科临床诊断	Morrison J.著　李欢欢　石川译	32.00
心理咨询与治疗导论合计			**841.00**
心理治疗精选读物			
X1130	罗杰斯心理治疗（软精装）	B.A. Farber等著　郑刚等译	78.00
X1131	日益亲近（精装）	Irvin D. Yalom著　童慧琦译	58.00
X1132	直视骄阳（精装）	Irvin D. Yalom著　张亚译	48.00
X1133	给心理治疗师的礼物（精装）	Irvin D. Yalom著　张怡玲译	58.00
X1129	寻求安全——创伤后应激障碍和物质滥用治疗手册	L. M.Najavits著　童慧琦等译	66.00
X1123	爱·恨与修复	M. Klein等著　吴艳茹译	18.00
X1182	嫉羡与感恩	M. Klein著　姚峰等译	60.00
X1120	心理治疗中的依恋	D. J. Wallin著　巴彤等译	70.00
X969	我穿越疯狂的旅程	E. R. Saks等著　李慧君等译	40.00

X1050	熙珺叙语：一个咨询师的成长历程	吴熙珺著	18.00
X1067	心理大师揭秘最古怪案例	J. A. Kottler等著　张弘等译	45.00
X1008	心理咨询师的部落传说	徐钧著	28.00
X849	日常生活的心理治疗	Ole Dreier著　冯墨女译	45.00
X902	心理治疗师之路（第四版）	Jeffrey A. Kottler著　林石南等译	48.00
X889	中日灾后心理援助案例集	陶新华　吴薇莉主编	32.00
X872	聚焦取向的心理治疗	Campbell Purton著　罗希译	28.00
心理治疗精选读物合计			740.00
精神分析专题			
X1136	精神分析案例解析（精装）	N. McWilliams主编 钟慧等译　李鸣审校	78.00
X1095	精神分析治疗（精装）	N. McWilliams著 曹晓鸥等译　张黎黎审校	88.00
X1148	精神分析诊断（精装）	N. McWilliams主编 鲁小华等译　李鸣审校	98.00
X1319	长程心理动力学心理治疗	G. O. Gabbard著　徐勇等译	50.00
X1452	俄狄浦斯情结新解	M. Klein著　林玉华译	32.00
X1453	临床克莱因	R. D. Hinshelwood著　杨方峰译	58.00
X1167	俄狄浦斯情结	J. -D. Nasio著　张源译	25.00
X1168	悦读弗洛伊德	J. -D. Nasio著　张源译	25.00
X1380	心理动力学团体分析	H. Behr等著　武春艳等译	52.00

X1383	短程动力取向心理治疗实践指南	H. E. Book著　邵啸译	48.00
X1381	谈话治疗	David Taylor主编　黄淑清等译	58.00
X1382	内在生命	Margot Waddell著　林晴玉等译	56.00
X1221	小猪猪的故事——一个小女孩的精神分析治疗过程记录	唐纳德·温尼科特著　赵丞智译	36.00
X1200	心理动力学个案概念化	D. L. Cabaniss等著　孙玲等译	58.00
X1226	思想等待思想者	Joan等著　苏晓波译	42.00
X1222	精神分析与中国人的心理世界	C. Bollas著　李明译	36.00
X1135	精神分析导论（第二版）	J. Milton等著　余萍　周娟等译	50.00
X945	心理动力学疗法	Deborah L. Cabaniss等著　徐玥译	58.00
X992	短程心理治疗	A. Coren著　张微等译	28.00
X880	督导关系	M. G. F-O'Dea等著　李芃等译	35.00
X915	弗洛伊德与安娜·O——重温精神分析的第一个案例	Richard A. Skues著　孙铃等译	28.00
X771	病人与精神分析师	J. Sandler等著　施琪嘉等译	28.00
X943	投射性认同与内摄性认同	J. Savege Scharff著　闻锦玉等译	38.00
X863	重寻客体与重建自体	David E.Scharff著　张荣华等译	38.00
X874	精神分析的伴侣治疗	David E. Scharff等著　徐建琴等译	42.00

……

欲了解更多图书信息，请登录：www.wqedu.com
联系地址：北京市西城区三里河路6号院2号楼213室　万千心理
咨询电话：010-65181109，65262933

*本目录定价如有错误或变动，以实际出书为准。